災害歯科医学

Disaster Dentistry

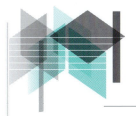

編集委員

槻木恵一

中久木康一

執筆(五十音順)

ときわ病院歯科口腔外科／歯科医師 **足立了平**	日本歯科衛生士会／歯科衛生士 **久保山裕子**	神奈川歯科大学教授／歯科医師 **槻木恵一**
ヒューマンデンタルクリニック院長・ 鶴見大学歯学部非常勤講師／歯科医師 **飯田良平**	岩手医科大学歯学部教授／歯科医師 **熊谷章子**	福岡歯科大学医科歯科総合病院／ 歯科衛生士 **常岡由美子**
神奈川歯科大学准教授／歯科医師 **大平　寛**	大分中村病院リハビリテーション科 統括部長／医師,元宮崎JRAT委員長 **黒木洋美**	東北大学大学院特任講師／ 東京科学大学大学院非常勤講師／ 歯科医師 **中久木康一**
銀座パートナーズ法律事務所／弁護士／ 法学博士 **岡本　正**	国立病院機構本部DMAT事務局／医師 **小早川義貴**	岡山大学教授／看護師 **原田奈穂子**
国立保健医療科学院上席主任研究官／ 保健師 **奥田博子**	岩手県歯科医師会／歯科医師 **西郷慶悦**	九州大学大学院教授／歯科医師 **福本　敏**
医薬基盤・健康・栄養研究所産官学連携 研究センター災害栄養情報研究室長／ 管理栄養士 **坪山(笠岡)宜代**	宮城大学学長／歯科医師 **佐々木啓一**	新潟県歯科衛生士会／歯科衛生士 **船岡陽子**
日本歯科大学附属病院総合診療科／ 歯科医師 **加藤智崇**	日本歯科医師会／歯科医師 **佐藤　保**	福岡医療短期大学教授／歯科衛生士 **堀部晴美**
兵庫医科大学／歯科医師 **門井謙典**	奥羽大学歯学部教授／歯科医師 **瀬川　洋**	福岡歯科大学教授／歯科医師 **森田浩光**
石巻市雄勝歯科診療所／歯科医師 **河瀬聡一朗**	岩手県歯科医師会／歯科医師 **大黒英貴**	日本歯科医師会／歯科医師 **柳川忠廣**
元神奈川県小田原保健福祉事務所 足柄上センター所長／歯科医師 **北原　稔**	日本歯科大学新潟生命歯学部教授／ 歯科医師 **田中　彰**	日南市立中部病院リハビリテーション科／ 言語聴覚士,宮崎JRAT **横山茂幹**

医歯薬出版株式会社

This book is originally published in Japanese
under the title of :

SAIGAI SHIKAIGAKU
(Disaster Dentistry)

TSUKINOKI, Keiichi
NAKAKUKI, Koichi

© 2018 1st ed.
ISHIYAKU PUBLISHERS, INC.
  7-10, Honkomagome 1 chome, Bunkyo-ku,
  Tokyo 113-8612, Japan

執筆の序

　近年，災害と歯科保健医療は，歯科医師国家試験出題基準やモデルコアカリキュラム，歯科衛生士国家試験出題基準にも含まれ歯科医学教育機関において教育すべき項目になりましたが，災害と歯科保健医療についての教科書はこれまで存在しませんでした．本書は，国内だけでなく，海外を含めても災害と歯科を教育するための初めての教科書といえます．書名については，執筆者の集まる編集会議でさまざまな意見が出ましたが，「災害歯科医学」に決定されました．これは，医学部で用いられている災害医学を意識したものです．また，前半には総論として災害について一般的な事象を取り上げました．後半は各論と事例を収載しており，教科書としての体裁を整えました．

　教科書には，その背景となる学問体系が必要ですが，災害歯科医学はまだまだ誕生したばかりで，十分な体系に基づき編集されたものではありません．その点では，災害歯科医学の発展に伴いその名称も変遷するかもしれません．

　また，災害歯科医学は必要なのか．いつ来るともわからない災害を対象とした学問など成り立つのか．さらに，専門家の養成ができるのかなどこの分野に対するさまざまな意見があります．しかし，いつ来るかわからないからこそ，次来た時に落とさなくてもよい命を落とさせない努力が必要だろうと考えます．それには，経験した知識を蓄積し語り継いでいく必要があります．これこそ災害歯科医学の重要な役割であり，本書の目的でもあります．

　本書は，歯学部の学生を主な対象としていますが，歯科衛生士の養成課程でも十分利用していただけるよう歯科衛生士として災害時に活躍された方にも執筆していただきました．また，「付」として災害経験を多数掲載しています．これは，学問を超えた現場の意見をぜひ伝えたいと考えたからで，本書の特徴となっています．さらに，学生だけでなく歯科医師会・歯科衛生士会などの講習会でも十分に役立つと確信しています．

　本書が，多くの学生や歯科関係者に活用され，次の災害の備えとして用いられることを祈念しています．

2018年1月

編集委員

目次

CHAPTER 1 災害時の保健医療
1 災害時の医療活動 ……… 1
2 災害時の保健所機能と公衆衛生 ……… 5
3 災害時の対応に関する法律・制度 ……… 8
4 災害時の計画における歯科 ……… 11
5 災害時の栄養と歯科保健 ……… 12
6 被災者への精神保健・心理社会的サポート ……… 16
7 支援者への精神保健・心理社会的サポート ……… 17

CHAPTER 2 災害の種類と歴史
1 災害の種類と特徴 ……… 21
2 自然災害の種類と特徴 ……… 22
3 日本における災害の歴史を学ぶ意義 ……… 24

CHAPTER 3 災害対策概論
1 災害対策のゴールとは ……… 26
2 ゴールに向かって何をするのか ……… 27
3 防災対策の必要性 ……… 29

CHAPTER 4 災害時の医療体制と歯科のかかわり
1 災害時の時間経過と医療体制 ……… 32
2 災害医療の基本コンセプト「CSCATTT」 ……… 33
3 災害拠点病院の機能と役割 ……… 36
4 超急性期における災害医療とトリアージ ……… 37
5 医療救護チームに参加する歯科の役割 ……… 40

CHAPTER 5 災害時の歯科保健医療体制
1 災害時の歯科保健医療活動と連携の必要性 ……… 44
2 自治体の保健医療福祉体制における歯科 ……… 45
3 ラピッドアセスメント（災害時迅速評価）と歯科口腔保健課題の把握 ……… 48
4 アクションカード（AC） ……… 52

- 5 J-SPEEDと歯科保健医療活動記録 ……… 55
- 6 災害対策にかかわる保健医療福祉活動チームと多職種連携 ……… 56
- 7 連携に向けてのコーディネート ……… 57

CHAPTER 6 災害時の歯科医療

- 1 被災地における歯科医療の目的 ……… 61
- 2 被災地における歯科医療の回復に向けて ……… 61
- 3 平常時の歯科治療との違い ……… 64
- 4 災害時の歯科保健医療 ……… 64

CHAPTER 7 災害時の歯科保健

- 1 災害時の口腔ケアの必要性 ……… 67
- 2 災害時の口腔ケアの特徴と方法・健康教育の実際 ……… 71
- 3 災害時の口腔ケアのフェーズと優先すべき対象者 ……… 73
- 4 災害時要配慮者への対応 ―対象ごとの特徴― ……… 76
  1. 高齢者に対する災害時の歯科保健活動 ……… 76
  2. 障害児者に対する災害時の歯科保健活動 ……… 78
  3. 乳幼児・小児に対する災害時の歯科保健活動 ……… 80
- 5 長期的な保健活動の必要性 ―慢性期（回復期）保健医療― ……… 82
- 6 東日本大震災における災害関連死低減に向けた歯科からのアプローチ ……… 87

CHAPTER 8 災害犠牲者の身元確認

- 1 大規模災害犠牲者の歯科所見の採取 ……… 93
- 2 DNA情報の活用 ……… 99

CHAPTER 9 事例から学ぶチーム医療

- 1 大規模災害発災：歯科大学・歯学部はどのように行動するか ―東日本大震災での対応から学んだこと― ……… 102
- 2 災害時の歯科技工士の役割 ―東日本大震災の事例から― ……… 105
- 3 災害時の歯科衛生士の役割 ―新潟県中越地震・新潟県中越沖地震の事例から― ……… 108
- 4 多職種との協働 ―熊本地震の事例から― ……… 111
- 5 災害時のリハビリテーションと歯科との連携 ―熊本地震の事例から― ……… 114

目次

付 災害を経験して ―それぞれの立場から―

1. すべてを失ったときに教えられること ……… 120
2. 東日本大震災 ―病院における被災から救出，そして地域歯科医療活動へ ……… 122
3. 東日本大震災での受援と支援 ……… 123
4. やれることから少しずつ ―気仙沼市で東日本大震災を被災して― ……… 124
5. 東日本大震災と東京電力福島第一原子力発電所事故に被災したいわき市の現実 ……… 125
6. 熊本地震における現地コーディネーターの視点での報告 ……… 126
7. 被災した行政における歯科医療従事者として今後に向けての提案 ―熊本地震を体験して― ……… 127
8. 熊本地震における災害歯科保健活動で感じたこと ……… 128
9. 非被災地から被災地を陰からサポートする支援 ……… 129
10. 使命 ―九州北部豪雨― ……… 130
11. 被災中学生から歯科衛生士へ，震災から10年 ……… 131

● 執筆分担

CHAPTER 1
1 ……… 小早川義貴
2 ……… 奥田 博子
3 ……… 佐藤 保
4 ……… 柳川 忠廣
5 ……… 笠岡 宜代
6 ……… 原田奈穂子
7 ……… 原田奈穂子

CHAPTER 2
……… 槻木 恵一

CHAPTER 3
……… 中久木康一

CHAPTER 4
1 ……… 北原 稔
2 ……… 門井 謙典
 ……… 小早川義貴
3 ……… 門井 謙典
4 ……… 門井 謙典
 ……… 小早川義貴
5 ……… 門井 謙典

CHAPTER 5
1 ……… 中久木康一
2 ……… 北原 稔
3 ……… 北原 稔
4 ……… 北原 稔
5 ……… 北原 稔
6 ……… 中久木康一
7 ……… 柳川 忠廣

CHAPTER 6
……… 大黒 英貴

CHAPTER 7
1 ……… 足立 了平
2 ……… 久保山裕子
3 ……… 中久木康一
4…1. 飯田 良平
 …2. 河瀬聡一朗
 …3. 福本 敏
5 ……… 田中 彰
6 ……… 瀬川 洋

CHAPTER 8
1 ……… 熊谷 章子
2 ……… 大平 寛

CHAPTER 9
1 ……… 佐々木啓一
2 ……… 西郷 慶悦
3 ……… 船岡 陽子
4 ……… 森田 浩光
 ……… 堀部 晴美
 ……… 加藤 智崇
 ……… 常岡由美子
5 ……… 黒木 洋美
 ……… 横山 茂幹

CHAPTER 1

災害時の保健医療

学習目標

1. 災害時の医療活動における連携について理解する．
2. 災害時の医療システムを理解する．
3. 災害時の保健活動・栄養支援と歯科との連携について理解する．
4. 3つの法律（災害対策基本法，災害救助法，被災者生活再建基本法）を理解する．
5. 地域防災計画を理解する．
6. 災害時の「食べる」「摂食」に対する考え方および必要な知識を理解する．
7. 災害派遣される人が支援前に心すべきことを理解する．

1 災害時の医療活動

1. 災害時の医療活動

　災害の定義にはさまざまなものがあるが，Dictionary of Disaster Medicine and Humanitarian Relief（2013, second Edition, Springer）によれば，災害（Disaster）は「自然や人為的な原因により，人間とその環境の物理的・機能的関係が広範に破壊され，利用できる資源が要求を満たすことができず，打撃を受けたコミュニティがその状況に対応するのに特別な努力を要し，しばしば外部支援や国際支援を必要とする深刻かつ急激な出来事」と定義されている（筆者訳）．自然や人為的な原因は一般にハザードとよばれる．

　平常時からそれぞれの地域にはそれぞれの地域医療が存在する．地震や洪水などのハザードにより医療機関が破壊され，また，医療従事者の受傷や死亡があれば，地域医療活動の機能が低下するか，最悪の場合は行えなくなる．被災地域の医療機関は，発災前からの患者の治療に加え，災害時に新たに受傷した患者への対応も必要となる．被災地の医療ニーズが被災地の医療提供体制で満たすことができない場合，外部から救護班を投入し，医療活動を行う必要がある．

2. 医療機関の安否確認と EMIS

　1995（平成7）年の阪神・淡路大震災を契機に整備された災害時医療情報システムがEMIS（Emergency Medical Information System：イーミス）である．具体的には発災後，被災地域の医療機関は医療機関のバイタルサインともいえる緊急時入力項目（発災直後情報）として「倒壊状況」，「ライフライン・サプライ状況」，「患者受診状況」，「職員状況」などを入力し，その後，詳細入力として「患者数」，「今後，転送が必要な患者数」などを入力する（p.48参照）．

　災害医療の目的の1つは災害による死者を減らすことである．需要（患者）と供給（医療）の不均衡が継続すれば，適切な医療介入ができず，患者の死亡や生活機能低下をきたすことになる．それらを防ぐためには適切なタイミングで適切な医療支援が入る必要がある．EMISはさまざまな機関・組織が閲覧できるので，医療機関の被災状況に応じて，都道府県災害対策本部や二次医療圏レベルの本部では，医療機関の被災状況に応じて支援対策を検討する．

　EMISでは医療機関の被災状況以外にも派遣されるDMAT（Disaster Medical Assistance Team：ディーマット，災害派遣医療チーム，p.40参照）等医療救護班の支援状況も入力するので，各レベルの本部ではDMAT派遣先の検討やさらなるDMAT要請の際に参考にすることになる．

3. さまざまな救護班と災害医療コーディネート

　一定規模の災害が発生すると，被災地域には災害救助法が適応され，法による医療が展開される．法による医療は，被災地域で医療機関が機能不全に陥り，医療を十分に提供できない場合に救護班を派遣して行われるものである．救護班はあらかじめ編成しておく必要があり，原則的に各自治体は地域防災計画で救護班について記載している．各自治体は地域防災計画を策定するが，これは災害対策基本法に基づく国の防災基本計画によるものである．被災都道府県内であらかじめ編成しておいた救護班で十分な医療が提供できない場合には，県内医療機関からの編成や他都道府県からの救護班の編成により医療活動が行われる．

　大規模災害では法による医療が行われることが多いが，救護班以外にも多くの関係団体が支援チームを被災地に派遣し活動する．それらの団体が連携なくそれぞれに活動をすれば，アナジー[*1]な状態になってしまう．逆に各支援団体が有機的に機能すれば，シナジー効果[*2]が期待できる．

　救護班の派遣調整にあたるのが災害医療コーディネーターである．災害医療コーディ

用語解説

[*1]　**アナジー**：anergy．相互のマイナス効果．1＋1＜2になってしまう．
[*2]　**シナジー効果**：synergy．相互の相乗効果．1＋1＞2が期待できる．

ネーターという用語は，阪神・淡路大震災のあと，初めて兵庫県で使われた用語である．大規模災害時に傷病者の受け入れを円滑に行うために，災害拠点病院の救急部長クラスを災害医療コーディネーターに指名し，主に傷病者の受け入れや治療・搬送のトリアージ（p.38 参照）を担う役割が期待された．

　2004（平成16）年に発生した新潟県中越地震の際には医療の窓口が明確でなかったため，1つの避難所に複数の救護班が来たり，不均衡で継続性のない支援が行われ，無秩序な救護活動が地域を混乱させた．それを受けて，新潟県では 2006（平成18）年9月に「新潟県災害時医療救護活動マニュアル」を改訂し，被災地を所管する保健所長が災害医療コーディネーターとして救護班の調整の窓口になることになった．これにより 2007（平成19）年の新潟県中越沖地震では，大きな混乱もなく救護班の調整が行われた．ここでは主に救護班の派遣調整という点で災害医療コーディネーターが活躍した．

　2011（平成23）年の東日本大震災での災害医療コーディネーターの活躍などを受け，2012（平成24）年3月21日に発出された厚生労働省通知では，コーディネート機能の重要性が記載され，災害医療コーディネート体制が全国に整備された．また，2016（平成28）年の熊本地震を受けて，2017（平成29）年7月に発出された厚生労働省通知では，医療だけではなく保健も含めたコーディネートの重要性が記述された．平常時でも医療は保健や介護，福祉と密接に連携をしなくては患者や住民に効果的に対応できないが，災害時でも同様である．災害医療コーディネーターに委嘱される医療従事者は医療機関に勤務する医師が多く，行政的な権限はない．そのため都道府県庁の本部や地域の本部などでコーディネート活動をする場合には，専門的知見をもって保健所長や都道府県災害医療担当者などの行政職員を支える必要がある．

4. 本部機能における記録の重要性

　複数のチームが活動する場合，全体を統括するために本部が必要となる．本部では，本部を束ねる本部長のほか，記録係や連絡係，受付や物資係を配置する．また，業務担当ごとにその業務を統括する副本部長を置くのが一般的である．記録係は経時的活動記録（クロノロジー：chronology，一般にクロノロとよばれる）を記載し，本部内を流れる情報を記載していく（図 1-1）．具体的にはいつ，どこから（発信元），どこへ（発信先），どのような情報が流れたかを漏れなく記載する．ただ情報を記載するだけではなく，適宜，このクロノロを見直し，本部内で課題の発見と方針の確認をしていくことが重要である．

　本部レベルでの1時間の判断遅れは，現場レベルでは数時間のオペレーションの遅れにつながる．クロノロは事後検証のためのツールではなく，本部機能を適切に運営していくための重要なツールであり，クロノロを適切に活用できなくては災害対応に失敗するといっても過言ではない．

時間	発	受	内容
14：46			発災；M9 最大震度7（宮城県北部）
15：25			EMIS 接続確認・災害モード（医療整備課）
15：55			厚労省指導課 DMAT 出動要請 参集拠点は災害医療センター
16：45			山内　宮城県庁登庁
			7階医療整備課に DMAT 県調整本部を設置
			2階災害対策本部に移動
17：20	医療センター（山田）	県調整本部	広域搬送の体制確保の要請
17：35	自衛隊	県調整本部	霞の目駐屯地　ヘリ着陸可能
17：50	DMAT 本部	県調整本部	本部要員ヘリで移動中
18：10	自衛隊	県調整本部	災害医療センターのヘリ，霞の目駐屯地に着陸可能
18：30	石巻赤十字病院	県調整本部	ヘリポート夜間も使用可能（SCU として使用可能）
18：35	県調整本部	医療センター	仙台市内は霞の目，県北は石巻赤十字，県南は未定を SCU と設定．域外搬送，広域搬送を検討．DMAT は霞の目に派遣の可能性．
20：39	自衛隊	県調整本部	自衛隊病院は22時に受け入れ準備が完了予定
20：45	内閣府	県調整本部	各県の受け入れ可能人数を集計中．各県のコーディネーター確保．北海道；丹野，青森；浅利，山形；森野，群馬；中野，新潟；江部，埼玉；直江
20：47	県調整本部		医師会佐藤さんを MCA 無線を持って霞の目駐屯地に派遣
21：26	医療センター（山田）	県調整本部	医療センターに DMAT4 チーム参集ずみ
21：45			22時に霞の目に MCA 無線到着予定
23：00	霞の目駐屯地	県調整本部	ヘリ未着陸→天候悪く，福島へ帰還
23：08	石巻赤十字	県調整本部	日赤の医療救護班30班が石巻日赤に向かっている
23：22	石巻赤十字	県調整本部	30班でなく，15班に修正

図 1-1　経時的活動記録（クロノロ）
東日本大震災の宮城県 DMAT 調整本部でのクロノロ．時間，発信した部署・組織・人，受信した部署・組織・人，内容を記録する．本部内でのミーティング内容，アセスメント結果，それらを受けての活動方針も記録するのが一般的である．定期的にクロノロを振り返り，対応の抜け落ちがないかどうか確認する必要もある．記録のためにつけるのではなく，実際の対応を行うために必要なツールである．

（DMAT 技能維持研修資料より）

5. 連携のための必要条件

　被災地で多くの救護班が連携するためには，互いの特徴をよく知っていることが必要である．「現場に行けば…」，「本部に行けば…」，相手が活動しているから見えるだろうと思われがちだが，実際は見ようと思わなければ見えない．そのためには，平常時から災害時に連携する相手をよく知っていることが重要であり，平常時から保健・医療・介護・福祉が連携して地域医療を行うことが基本である．

2 災害時の保健所機能と公衆衛生

1. 公衆衛生行政（保健所）の役割

1）公衆衛生とは

ウィンスロウ（Winslow, C. EA.）; WHO. 1949）は「公衆衛生は，共同社会の組織的な努力を通じて，疾病を予防し，寿命を延長し，身体的・精神的健康と能率の増進を図る科学であり技術である」[7]と定義した．公衆衛生活動は，健康づくりや社会復帰のためのリハビリテーションを含む広義の予防活動を，行政組織（国，自治体）や住民組織などの集団的努力によって行うものである．また，公衆衛生は，時代の社会的要請の中で進められ，法律の整備やその運用なども含まれる．

2）公衆衛生行政と保健所

わが国の行政の仕組みは，国，都道府県，市町村の体系があり，公衆衛生活動を担う保健所は都道府県，指定都市，中核市，政令で定める市，特別区が設置する．都道府県は地域出先機関として複数の保健所を設置し，保健所は公衆衛生に関わる地域の第一線機関として位置づけられる．保健所に配属される専門職には，医師，歯科医師，獣医師，薬剤師，保健師，助産師，看護師，栄養士，歯科衛生士，診療放射線技師，臨床検査技師などがあり，広域的，かつ高度・専門的な公衆衛生活動を担う．しかし，保健所などの自治体に勤務する歯科医師[8]や歯科衛生士[9]の割合は少ない．

3）公衆衛生行政と市町村保健センター

市町村は，地域保健法第 3 条において「市町村（特別区を含む）は，当該市町村が行う地域保健対策が円滑に実施できるように，必要な施設の整備，人材の確保および資質の向上等に努めなければならない」とされ，地域住民に対する直接的な保健サービスを提供する機関として市町村保健センター等を設置する．しかし，市町村保健センター長を含む職員の資格や，その専門性に関する法令上の規定はなく，市町村の公衆衛生活動の多くは保健師が担っている現状がある．そのため，地域保健法第 3 条第 2 項において「都道府県は，当該都道府県が行う地域保健対策が円滑に実施できるように，必要な施設の整備，人材の確保及び資質の向上，調査及び研究等に努めるとともに，市町村に対し，前項の責務が十分に果たされるように，その求めに応じ，必要な技術的援助を与えることに努めなければならない」とされ，広域的・専門的地域健康課題への対策の推進に，保健所は市町村との協働・連携が求められている（表 1-1）．

2. 災害時の公衆衛生行政の役割

1）災害時の自治体の責務

自治体（都道府県，市町村）は，災害対策基本法に基づく地域防災計画に規定され，発災後は災害救助法に従い被災者の保護にあたる．災害時の対応には，被災地域を所管する

表 1-1　公衆衛生行政機関（保健所，市町村保健センター）

	保健所	市町村保健センター
設置主体	都道府県，政令市（政令指定都市，中核市，その他政令で定める市），特別区	市町村
法的根拠	・地域保健法（第5条）「保健所は都道府県および政令市などがこれを設置する」 ・地方自治法（第156条）「地方公共団体の長は，法律または法令の定めるところにより，保健所，警察署その他の行政機関を設けるものとする」	・地域保健（第18条）「市町村は市町村保健センターを設置することができる」と明記され法定施設と位置づけられ「住民に対し健康相談，保健指導，健康診査その他地域保健に関し必要な事業を行うことを目的とする施設」
公的機関としての特性	地域保健に関する幅広い所掌事務，許認可権限等を有する行政機関	地域住民に総合的な保健サービス等を提供するための公的施設
所長の資格要件	原則医師（公衆衛生医の確保が著しく困難な場合に限って同等の知識を有する者でも可）	資格要件なし
地域保健に従事する職員（専門職）	医師，歯科医師，獣医師，薬剤師，保健師，栄養士，臨床検査技師，診療放射線技師，歯科衛生士，衛生検査技師，食品衛生監視員，環境衛生監視員など	保健師，（管理）栄養士が常勤職として配属されていることが多い
主な実施業務	広域的・技術的・専門的な所掌事務（地域保健法第6条），地域保健に関する調査研究や情報管理（同法第7条），市町村への技術支援や職員研修等（同法第8条）	母子保健事業，健康増進事業，予防接種等の地域住民に密着した総合的な対人保健サービス

市町村自治体が責任の主体となるが，市町村が壊滅的な被害等を受け，その対応が困難な場合には都道府県が支援を行う．さらに複数の自治体などに被害が及ぶ大規模な災害時には，国が支援や調整を行う．

2）災害時の公衆衛生行政（保健所）の役割

　災害時の公衆衛生行政は，災害対策本部長である被災地の自治体首長の指揮体制下において，法令に基づく対策の実施，被災の影響がもたらす健康被害に関わるニーズとリソースの把握，関連する他の部署や関係機関などの組織横断的な調整を図り，被災した地域の住民の生命を守り，preventable death（防ぎえた死）を含む二次的な健康被害の防止を図る公衆衛生対策を推進する．

　災害時の主な公衆衛生対策は，医療対策，対人保健対策，対物保健対策，各種統計・施策・企画に大別される（図1-2）．これらの対策は，いずれも平常時における保健所業務の延長であり，災害時の歯科医療や歯科保健に関する活動は，被災の影響による歯科医療や歯科保健に関する課題を把握し，予防を含めた対策を関係機関や関係者との連携により推進することである．

3）他都市の職員等との協働支援

　甚大な被害をもたらす大規模災害時には，被災自治体の機能が低下し，ニーズと人的・物的リソースのアンバランスが生じることがある．このような場合，災害対策基本法第30条2項（派遣の応援を求めることができる）および，同第29条1項（派遣を要請す

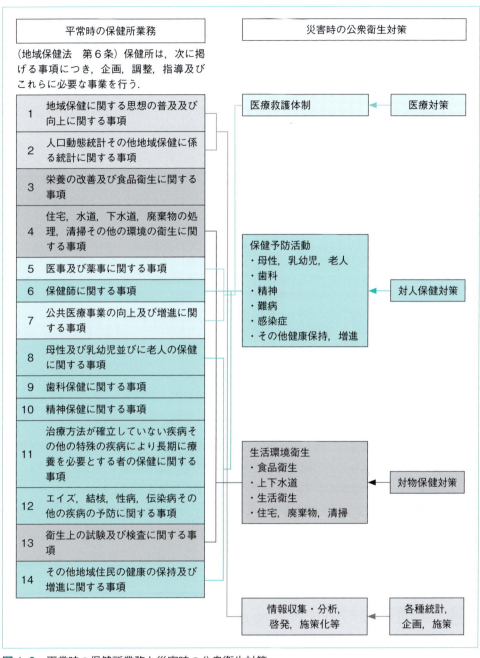

図 1-2 平常時の保健所業務と災害時の公衆衛生対策

ることができる）により国が調整を行い，他都市の保健所等の職員の派遣調整を行う．また，地方自治法や自治体間の災害協定などに基づく応援支援も行われる．このような被災地以外の自治体の職員支援に加え，民間，ボランティアなどを含めた多様な関連組織や各種団体などによって災害時の公衆衛生活動への支援が行われることがある．

特に歯科医療や歯科保健に関しては，前述のように自治体に配置される歯科専門職の絶対数が少ない現状があるため，被災地の行政に所属する歯科医師や歯科衛生士は，地域歯

> **COLUMN**
>
> ## DHEAT (Disaster Health Emergency Assistance Team)
>
> 奥田 博子
>
> DHEATは，都道府県災害対策本部内に設置される保健医療福祉調整本部および保健所等の指揮調整機能が円滑に実施されるよう「災害時健康危機管理支援チーム活動要領について（以下，「活動要領」）」（厚生労働省健康局健康課長；平成30年3月20日）により示された災害時健康危機管理支援チームのことです．災害時に保健医療福祉調整本部の総合調整を円滑に行うために，必要があると認めるときは，都道府県，保健所設置市及び特別区（以下，「都道府県等」）に対し，災害対策基本法等に基づき，人的支援等を求めることが望まれます．DHEATは，上記の人的支援に相当するものであり，災害発生時の健康危機管理に係る指揮調整等に関する専門的な研修・訓練を受けた都道府県等の職員を中心として編成し，被災都道府県からの応援要請に基づいて応援派遣されます．
>
> DHEATの構成は，医師，歯科医師，薬剤師，獣医師，保健師，管理栄養士，業務調整員など，現地のニーズに合わせた専門職を含むチーム編成とし，各職種の専門性を活かしつつ，実働においては職種の枠に捉われず協働することが求められています．DHEATによる支援は，2018（平成30）年7月に発生した豪雨水害時に初運用されました．その後も全国的に激甚災害が頻発する傾向を踏まえ，2022（令和4）年3月に活動要領の一部が改正され，平常時に人材育成等DHEAT体制の強化や，災害時に被災保健所との連携や保健医療福祉調整本部の指揮を補佐する役割を担う統括DHEATの任命，DHEAT事務局や全国DHEAT協議会の設置が定められた．さらに，2023（令和5）年3月の活動要領の一部改正*では，地方ブロックDHEAT協議会の設置が定められ，DHEAT体制のさらなる強化が求められています．
>
> *http://www.jpha.or.jp/sub/pdf/menu041_2/20240614_12.pdf (accessed_20241025)

科保健対策の推進のため，歯科医師会，歯科衛生士会，関連する教育・研究機関，各種ボランティア団体などとの組織的な連携や調整の要となり協働支援体制を確立し，効果的・効率的な支援の推進のためのマネジメント機能を発揮することが求められる．

　近年，国内においても甚大な被害規模をもたらす災害の頻発化により，被災地の公衆衛生活動の所管部署（都道府県本庁，保健所など）が果たすべき機能等を強化することを任務とした災害時健康危機管理支援チーム（DHEAT）の運用が開始された（COLUMN参照）．

3 災害時の対応に関する法律・制度

1. 災害対策基本法

1）災害対策基本法の制定の背景と目的

　災害対策基本法は，1961（昭和36）年に制定された，わが国の災害対策関係法律の一般法であり，災害対策全体を体系化し，総合的かつ計画的な防災行政の整備および推進を図ることを目的として制定された災害対策に関する行政の最も基本となる法律である．国土ならびに国民の生命，身体および財産を災害から保護するため，国や地方公共団体が地域防災計画等防災施策の方針を示すものと位置づけられる．

が起こった2011（平成23）年には，その教訓を踏まえ災害対策の強化を図るための改正が行われている．2021（令和3）年には，近年相次ぐ豪雨災害時における円滑かつ迅速な避難の確保および災害対策の実施体制の強化について災害対策基本法の改正および内閣府設置法の一部改正が行われた．

2）災害対策基本法の概要
（1）防災に関する責務の明確化
- 国，都道府県，市町村，指定公共機関および指定地方公共機関には，おのおの防災に関する計画を作成し，それを実施するとともに，相互に協力するなどの責務があり，住民等についても自発的な防災活動参加等の責務が規定されている．

（2）総合的防災行政の整備
- 総合調整機関として国・都道府県・市町村それぞれに中央防災会議，都道府県防災会議，市町村防災会議を設置することとされている．
- 災害発生またはそのおそれがある場合には，災害応急対策等を実施するため，都道府県または市町村に災害対策本部を設置することとされている．
- 非常災害発生の際には，国においても，非常（緊急）災害対策本部を設置し，的確かつ迅速な災害応急対策の実施のための総合調整等を行う．

（3）計画的防災行政の整備
中央防災会議は，防災基本計画を作成し，防災に関する総合的かつ長期的な計画を定め，指定公共機関等が作成する防災業務計画および都道府県防災会議等が作成する地域防災計画において重点をおくべき事項等を明らかにしている．

（4）災害対策の推進
災害対策を災害予防，災害応急対策および災害復旧という段階に分け，それぞれの段階ごとに，各実施責任主体の果たすべき役割や権限が規定されている．具体的には，防災訓練義務，市町村長の警戒区域設定権，応急公用負担，災害時における交通の規制などについての規定が設けられている．

（5）激甚災害に対処する財政援助等
- 災害予防および災害応急対策に関する費用の負担等については，原則として，実施責任者が負担するとしている．
- 特に激甚な災害については，地方公共団体に対する国の特別の財政援助，被災者に対する助成等を行うこととされ，激甚災害に対処するための特別の財政援助等に関する法律（昭和37年法律第150号）が制定された．

（6）災害緊急事態に対する措置
国の経済および社会の秩序の維持に重大な影響を及ぼす異常かつ激甚な災害が発生した場合には，内閣総理大臣は災害緊急事態の布告を発することができ，政令をもって必要な措置をとることができるものとされている．

2. 災害救助法

1) 災害救助法の概要，目的および救助の対象

災害に際して，国が地方公共団体，日本赤十字社その他の団体および国民の協力のもとに，応急的に必要な救助を行い，被災者の保護と社会の秩序の保全を図ることを目的とし，具体的な救助について定めた法律である．

この法律を被害が発生した都道府県が適応し，自衛隊や日本赤十字社などに対して，救助の要請，調整，費用負担について定めている．

災害救助法において，業務に携わる者として歯科医師，歯科衛生士が明記されている．

2) 救助の種類

①避難所および応急仮設住宅の供与
②炊き出しその他による食品の給与および飲料水の供給
③被服，寝具その他生活必需品の給与または貸与
④医療および助産
⑤被災者の救出
⑥被災した住宅の応急修理
⑦生業に必要な資金，器具または資料の給与または貸与
⑧学用品の給与
⑨埋葬
⑩前各号に規定するもののほか，政令で定めるもの

3. 被災者生活再建支援法の目的および概要

自然災害によって，生活基盤に著しい被害を受けたものに対し，都道府県が相互扶助の観点から拠出した基金を活用して被災者生活再建支援金を支給するための措置を定めることにより，その自立した生活の開始を支援することとしている．

4. 医療法における医療計画，6事業としての災害医療

医療法に基づく医療計画は，医療機能の分化・連携の推進を通じて，地域において切れ目のない医療の提供を実現し，良質かつ適切な医療を効率的に提供する体制の確保を図ることを目的としている．

都道府県は，国が定める医療計画の基本方針に即して，かつ，地域の実情に応じて，都道府県における医療提供体制の確保を図るための計画を定める．

この医療計画の中に，「災害時における医療」が定められ，災害時に被災地へ出動し，迅速に救命医療を提供する機能，その後避難所等において診療活動を行う機能，被災しても医療提供を引き続き維持し被災地での医療提供の拠点となる機能をもつ．

第7次医療計画（2017年度）においては，都道府県災害医療コーディネーターなどが，

第8次医療計画（2024年度）においては，JDAT（Japan Dental Alliance Team：日本災害歯科支援チーム）などが位置づけられた．

4 災害時の計画における歯科

1. 防災基本計画

　災害対策基本法に基づき，内閣総理大臣を長とする中央防災会議（全閣僚，指定公共機関の代表者，学識経験者等により構成される）が作成する基本指針を示す計画を防災基本計画という．防災分野における最上位の計画であるとともに，防災に関する総合的かつ長期的な計画である．

　この計画に基づき，「指定行政機関」（＝日本の行政機関）およびすべての指定公共機関（国立研究開発法人，日本銀行，日本赤十字社，電力会社，大手ガス会社，大手石油会社，日本放送協会，日本電信電話，JRグループ全社，高速道路会社，携帯電話会社，日本医師会）は「防災業務計画」を作成し，地方公共団体は「地域防災計画」を作成する（図1-3）．

　地域防災計画で定める事項については，災害対策基本法の第三章「防災計画」の中に示されており，このうちの「救助，衛生に関する事項」に，保健・医療についても記載されている．令和5年5月に行われた防災基本計画の修正で，DMATの活動と並行して実施される災害派遣の項において，日本歯科医師会の記載がJDATに改められた．

2. 地域防災計画

　地域防災計画は，都道府県や市町村などの長が，それぞれの防災会議に諮り，防災のためになすべき役割や業務などについて具体的に定めた計画である．

　この中に，施設，物資，資金などの整備や備蓄，通信など防災上必要な事項について規定している．

　地域防災計画で定める事項については災害対策基本法の第3章「防災計画」の中に示されており，このうちの「救助，衛生に関する事項」に，保健医療についても記載されている．

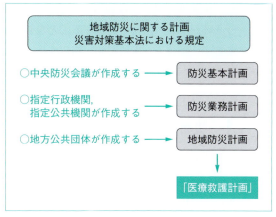

図1-3　地域防災に関する計画

3. 医療救護計画

　医療救護計画とは，前述の災害対策基本法の規定に基づいた計画であり，また各自治体の地域にかかる防災対策の要綱を定めた地域防災計画のうち，医療救護活動にかかる事項について定めた個別計画である．この中には，歯科医療従事者の役割等についても記述されている．

【計画の基本的な考え方】

①県知事（市町村長）が指定する医療救護施設は，応急救護所および救護病院とし，それぞれの施設が医療救護活動の機能を分担する．
②災害対策本部長（県知事または市町長）は，県内（市内）の救護病院および応急救護所が機能を充分発揮できるように支援に努めるものとする．
③救護施設における医療救護活動は，原則として各医療救護施設の活動に携わる医師の指示により行い，特別の指示および医療救護活動の終了は，災害対策本部長の指示により行う．
④医療救護活動の実施にあたっては，トリアージを行い，効率的な活動に努めるものとする．
⑤医療救護の対象者は，直接災害による負傷者および災害時における救急患者とし，原則として，トリアージの分類等による救護方法をとる．また，透析患者等日常的に医療を必要とする患者および災害に直接起因しない救急患者は「その他の救急患者等」とし，救護病院において処置することとする．さらに軽易な傷病で家庭救護できる程度の者は「医療救護対象外の者」とし，平常時から応急手当の方法等を普及啓発することにより災害時に備えることとする．

5　災害時の栄養と歯科保健

　災害時の栄養管理は，被災地全体の栄養状態を底上げするポピュレーションアプローチと，重要度の高い要配慮者へ個別ケアを行うハイリスク・アプローチの2つを同時に行う必要がある．歯科の問題が原因となり体重減少などが生じている場合もあるため，管理栄養士・栄養士と歯科医師，歯科衛生士などとの情報共有が必要である．普通の食事が食べられない要配慮者は特殊栄養食品等の備蓄も含め，平常時からの対策が必要である．

1. 災害時の栄養管理

　生命維持のため，災害時においても栄養管理の基本は（1）水分をとる，（2）食事をしっかりとる（まずはエネルギー，次にたんぱく質，水溶性ビタミン類），（3）安全（衛生的）に摂取することである．

　しかし，災害時の食・栄養管理は，フェーズによって内容が異なる．急性期はしっかり食べることに主眼が置かれるが，時間の経過とともに食べすぎに注意するなど対応が逆になる場合もある．災害によってフェーズの状況は大きく異なることから，一律に栄養管理の内容や基準を示すことは困難であるが，図1-4に食・栄養支援の流れを示した．

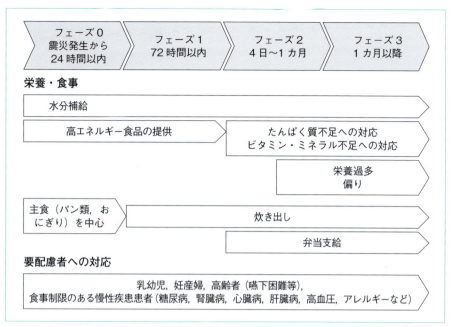

図 1-4 災害時の食事・栄養支援の流れ
（（独）国立健康・栄養研究所/(公社) 日本栄養士会：災害時の栄養・食生活支援マニュアル改変）

表 1-2 避難所における食事提供の評価・計画のための栄養の参照量
—エネルギーおよび主な栄養素について—

目　的	エネルギー・栄養素	1歳以上，1人1日あたり
エネルギー摂取の過不足の回避	エネルギー	1,800～2,200 kcal
栄養素の摂取不足の回避	たんぱく質	55 g 以上
	ビタミン B_1	0.9 mg 以下
	ビタミン B_2	1.0 mg 以上
	ビタミン C	80 mg 以上

※日本人の食事摂取基準（2015年版）で示されているエネルギーおよび各栄養素の値をもとに，平成22年国勢調査結果（熊本県）で得られた性・年齢階級別の人口構成を用いて加重平均により算出．

　災害直後から避難所に支援物資が配給されるまでの間（おおむね72時間以内）は，水分とエネルギーの確保が優先される．まずはしっかり食べることである．
　フェーズ2以降は栄養面を考慮し，たんぱく質不足，ビタミン・ミネラル不足への対応が必要となる．その目安となるのが，厚生労働省が算定した避難所における栄養の参照量である．**表1-2**には，2016（平成28）年の熊本地震で発表された「避難所における食事提供の評価・計画のための栄養の参照量」を示した．ここで示されているエネルギー，たんぱく質，ビタミン B_1，B_2，Cは災害時の栄養計画で優先すべき栄養素であり，体内貯蔵量が少なく初期の段階で不足しやすい．特にビタミンB群は，炭水化物に偏った食生活では，代謝上補給が必要となる．さらに，カルシウム，ビタミンAなどについては成長期の被災者においては不足しないよう，特に注意が必要である．

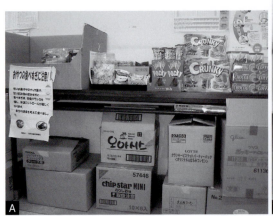
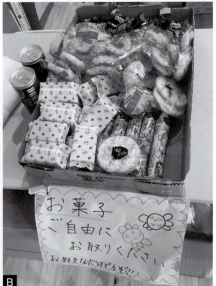

図1-5 避難所でのお菓子問題
A：東日本大震災の様子，B：2016（平成28）年の熊本地震の様子

　1カ月以降のフェーズ3においては，引き続き栄養不足を配慮するとともに，過剰摂取や偏りを改善することも重要となる．急性期とは反対に，食べすぎに注意する．また，血圧，血糖などの慢性疾患の悪化もみられるため，栄養管理が重要となる．
　避難所の食事は揚げ物中心の弁当も多く，支援物資には食塩含有量が多い缶詰，レトルト食品，カップ麺が多いことから，日常の栄養教育と災害時でも実行できるスキルを身につけることが重要である．さらに齲蝕の問題は小児を中心に報告が多く，支援物資として大量に提供されるお菓子の摂取にも配慮が必要となる[10]（図1-5, 6）．

2. 要配慮者への栄養ケアと歯科との連携

　配られる普通の食事が食べられない乳幼児，妊婦・授乳婦，嚥下困難な高齢者，食物アレルギー患者，疾病による食事制限が必要な患者（腎臓病，糖尿病，高血圧など）等は，不適切な食事の影響がより強く，それに伴う望ましくない全身疾患の症状が長期間生じる場合がある．
　東日本大震災で多かったのは「乳幼児」および「普通の食事が食べられない高齢者」であった[11]．高齢者の栄養問題として「飲み込めない」，「噛めない」，「口腔状況の悪化」などが多くみられる[10]（図1-6）．
　摂取量が減少する要因として，「高齢者にあった食事の提供が困難（冷たく，固く，飲み込みにくい，食べ慣れないなど）」，「若い世代に遠慮し自分の食事を控える」，「不安で食欲がない」，「楽しく食べる食環境の不備」，「義歯の流出・不具合」などが報告されている．このように栄養状態が悪い原因として，歯科の問題が存在する場合もあり（図1-6），

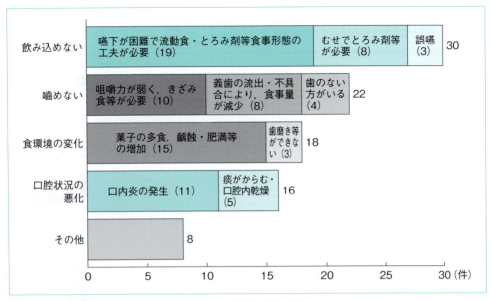

図 1-6 派遣栄養士が報告した「口腔保健」問題の質的解析
JDA-DAT エビデンスチームによる東日本大震災の活動報告書分析（発災 1 カ月～6 カ月後, n＝599）.
（笠岡（坪山）ら，日摂食嚥下リハ会誌, 2017）

アセスメントにおいて，歯科側においても歯科疾患だけでなく体重の変動，嗜好の変化を聞き取り，管理栄養士・栄養士と情報を共有することが望まれる.

　要配慮者が必要とする特殊栄養食品は自治体の備蓄が少ない．地域防災計画等で特殊食品の備蓄に触れている自治体であっても，実際に備蓄している自治体の割合は，おかゆ 51.4％，咀嚼嚥下困難対応食 4.5％，濃厚流動食 2.9％と非常に少ない[12]．要配慮者自身が普段から食べ慣れている食べ物を備蓄することで生命をつなぐ必要がある.

3. 日本栄養士会災害支援チーム（JDA-DAT）

　日本栄養士会災害支援チーム（JDA-DAT；The Japan Dietetic Association-Disaster Assistance Team）は 72 時間以内に被災地に派遣され栄養・食生活支援を行う管理栄養士・栄養士のチームである．すでにトレーニングを受けた 5,565 人（2024 年 3 月末現在）が待機している．東日本大震災，2015（平成 27）年の関東・東北豪雨，2016（平成 28）年の熊本地震，2018（平成 30）年 7 月豪雨（西日本豪雨）などでの教訓を生かしたトレーニング内容とし，エビデンスに基づき，①重点的に支援が必要な場所・要配慮者・支援内容，②引継ぎや情報を短時間で伝達する模擬演習などを実施している.

　過去の教訓は，普通の食事が食べられない要配慮者の支援に特に活かされている.「特殊栄養食品ステーション」を設置し，嚥下困難者用の食品など特殊な食品を一般物資とは分離してストックし，ピンポイントで被災者へ届ける仕組みなどを構築し，"食" で命を救ってきた.

6 被災者への精神保健・心理社会的サポート

　一般的にストレッサー*に曝された人はさまざまなストレス反応を起こすが，大規模な災害というストレッサーはさまざまなストレス反応をもたらす．災害支援者は被災者の特性やストレッサーを考慮し，支援者自身の職務範囲と技能内で，それぞれのレベルの精神保健・心理社会的支援を行うことが求められる（図1-7）．

【代表的なストレッサー】

1. 臨死体験・惨状の目撃
2. 火山の爆発による火砕流からかろうじて逃げる，目の前で友人が自殺するのを目撃するというようなトラウマ体験
3. 自分と近い関係にある人の死や財産の喪失
4. 二次的な生活変化：
自宅が損壊したり，居住していた地域への立ち入りが禁止されたりした結果，衣食住の生活の場所や社会生活の場が大きく変化すること．

1. 歯科関連職が行う精神保健・心理社会的支援

　歯科医療従事者が毎日の臨床の場で患者へのメンタルヘルスケアを行うことはあまりないかもしれない．しかし，災害支援の場では，ストレス反応を起こした人の口腔内の保健・衛生に関わることになるため，精神保健・心理社会的支援の知識をもち，原則にのっとった実践が求められる．

　たとえば，倒壊した自宅からなんとか脱出した際に義歯を失くした人に，災害歯科支援として関わったとしよう．

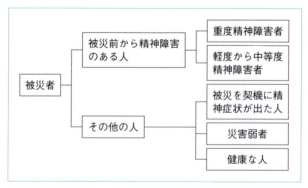

図1-7　精神保健・心理社会的サポートの対象図

用語解説

＊　**ストレッサー**：ストレスを引き起こす因子．

> **COLUMN**
>
> ## トラウマ（Trauma）
>
> 原田奈穂子
>
> トラウマという言葉は日常的に使われていますが，精神医学や心理学でさすトラウマの定義は「自分自身あるいは自分と近い関係にある人が，死または生命の危険が迫るような体験をすること」です．トラウマを受けると人は皆PTSD（心的外傷後ストレス障害）を発症するわけではありません．レジリエンス（p.19参照）の高い人は，トラウマを受けても精神疾患を発症しない人もいます．また，近年はトラウマ後成長（post traumatic growth）という，トラウマという経験からより人間として成長することができるという概念も注目されています．

「こんな災害さえ起こらなければこんなことにはならなかったのに」と悲しそうに言う人に，歯科医療従事者として新しい義歯を提供するだけでなく，その悲しみを受け止め，すでに傷ついている人をこれ以上傷つけないコミュニケーションを心がけるサポートが求められる．

2. サイコロジカル・ファーストエイド

サイコロジカル・ファーストエイド（Psychological First Aid，以下PFA）は，心理的応急処置と訳され，「支援をする側はすでに傷ついている人を，支援を通して傷つけてはならない」という原則に基づいた精神保健・心理社会的サポートのアプローチである．

7 支援者への精神保健・心理社会的サポート

災害支援にあたる人も，一連の支援活動によってさまざまなストレスを受ける．そのストレスを予防し，適切にフォローすることの重要性が近年注目されてきている．支援者の種類は以下のように4つに大別できる．ここでは，①〜③の外部から支援に入る支援者のストレス，④の地域の支援者のストレスに分けてそれぞれの特徴を述べる．

【支援者の種類】

> ① 災害支援が任務に含まれる職務の者
>   該当機関→自衛隊員，消防，警察
> ② ボランティアとしての参加だが，支援のための訓練を受けている者
>   該当機関→DMATやDPATなど
> ③ 訓練を受けていないボランティア
> ④ 被災者でもある支援者
>   ①〜③に当てはまりつつも被災地域の住民でもあるような者や行政職員

```
●大きな社会的責任
●混乱した状況下，迅速な対応を求められる
●過重労働に陥りやすい
●惨事ストレス
  ・二次災害・殉職の危険性
  ・惨状の体験・目撃
  ・ご遺体との関わり
  ・ご遺族との関わり
●後方支援者の通常業務の増加
●インフラ等のない被災地での滞在環境
```

図 1-8　災害支援者が受けるストレス

```
派遣前
・支援者のストレスについての心理教育
・PFA などの派遣前研修

派遣中
【組織的対策】
  ・滞在環境の整備
  ・セルフケアの実践できる環境
  ・過重労働対策
  ・遺体関連業務への注意
  ・同僚間のサポート・ねぎらい
  ・殉職例への配慮

派遣後
・休息
・事後教育
・フォローアップ
```

図 1-9　災害支援者が受けるストレスに対するサポート

1. 外部から支援に入る支援者のストレスとサポート

　災害支援者が受けるストレスは，図 1-8 のように多様である．このような多様なストレスに対しては図 1-9 のような派遣前から派遣後まで継続的なサポートが必要といわれている．

　現在の災害精神医学研究では，男性より女性，若年者，過去または進行形の精神障害歴のある人は特にストレスを強く受けやすいことが明らかになっているため，すべての期間中においてこれらの群には配慮を要する．

2. 地域の支援者のストレスとサポート

　被災地域には前述の①～④に当てはまる職種の人が必ずおり，行政職員は災害支援経験がなくても災害が起これば，全員災害対応をせざるを得ない．これら地域の支援者が受けるストレスは，前述の被災者の受けるストレスと同じである．そのうえ，彼らは外部支援者と同様のストレスも受ける．さらに，外部支援者という今まで関係のなかった組織や人間を受け入れ，共働するというストレスがかかる．外部支援者は，地域の支援者がこれらの多重ストレスを抱えながら，「支援に来ていただいている」という遠慮をしつつ対応していることを忘れずに謙虚に関わる姿勢が求められる．外部支援者は短期間で成果を出そうとするが，地域の支援者は被災地の傷が癒えるまで関わらなくてはならないため，地域の支援者のペースを尊重することもサポートの1つである．

COLUMN

レジリエンス（Resilience）

原田奈穂子

　レジリエンスの原意は，バネに力を加えた際に，元に戻る復元現象のことです．転じて精神医学で使われるようになりましたが，今のところ統一した定義が見出されていません．けれども，災害後の負の心理的な影響を確実に軽減させることは明らかになっていることから，近年重要視されている概念です．本書における定義として，レジリエンスとは，「一般的な人は，被災直後には一時的な精神機能の減弱や喪失が起きても，速やかに立ち直り，復旧や復興に向けた活動ができる能力をもっている」こととします．

3. 特殊なストレス：支援活動に対する非難・中傷

　東日本大震災後，東京電力福島原子力発電所の職員は，惨事ストレスに曝されながらも復旧作業に当たったが，電力会社社員として社会から非難を受け，住宅の入居拒否や子どもへのいじめなどを経験した．

　また，被災地域の行政職への「行政対応が遅い」という不満や「税金を納めているのだから当たり前」といった発言は，不眠・不休で業務を行っている職員を傷つける．マスコミによる一方的な報道も，上記のような当事者にとってはストレスになる．外部支援者は地域の支援者のストレスを理解し，彼らの休息の確保や業務負担を減らすことも精神保健・心理社会的サポートの1つであることを心に留めておいてほしい．

災害法制を知る　①災害対策基本法と罹災証明書

岡本　正

　災害対策における国や地方公共団体の役割を整理しているのが「災害対策基本法」です（p.8）．そのなかには，被災者と支援者である行政機関をつなぐ制度も存在します．その1つが「罹災証明書」です．災害対策基本法は，市町村に対し，被災者からの申請で遅滞なく住家の被害状況等を調査し，被害程度を証明する「罹災証明書」を交付する法的義務を課しています（法第90条の2）．大規模災害で生活基盤を失った被災者は，暮らしをどう再建すればよいのかわからず，先の見通せない絶望的な状況におかれます（岡本正：災害復興法学．慶應義塾大学出版会，東京，2014.）．そのとき，罹災証明書制度を知っていれば，まずは市町村窓口へ申請するという，一歩先の未来をみることができます．被災しても決して見捨てられることはないという法律のメッセージのようにも思えます．

　罹災証明書には，住宅の損壊に応じて「全壊」「大規模半壊」「中規模半壊」「半壊」「一部損壊（準半壊）」「一部損壊（準半壊未満）」等の区分が示されます．多くの場合この被害程度に応じて公的支援や民間支援が開始されます．被災後には，忘れずに罹災証明書を申請するという知識を事前に備えておくことが必要です．

〈参考文献〉

1) 日本集団災害医学会監修：DMAT 標準テキスト　改訂第 2 版．へるす出版，東京，2015．
2) 小井土雄一，石井美恵子編著：多職種連携で支える災害医療．医学書院，東京，2017．
3) 中久木康一ほか：災害時の歯科保健医療対策　連携と標準化に向けて．一世出版，東京，2015．
4) 津久井進：大災害と法．岩波新書，東京，2012．
5) 厚生労働省通知：災害時における医療体制の充実強化について．厚生労働省医政局，平成 24 年 3 月 21 日
　 http://www.mhlw.go.jp/file/06-Seisakujouhou-10800000-Iseikyoku/0000089039.pdf
6) 厚生労働省通知：大規模災害時の被災者に対する保健医療活動に係る体制について．厚生労働省大臣官房厚生科学課医政局健康局医薬・生活衛生局社会・援護局，平成 29 年 7 月 5 日　http://www.nishakyo.or.jp/siryo/20170809.pdf
7) Winslow, C. EA.：The untilled fields of public health. Science, 51：23-33, 1920.
8) 厚生労働省：平成 30 年医師・歯科医師・薬剤師統計の概況施設・業務の種別にみた歯科医師数（平成 30 年末現在）http://www.mhlw.go.jp/toukei/saikin/hw/ishi/18/dl/kekka-2.pdf（2021 年 11 月 12 日アクセス）．
9) 厚生労働省：平成 30 年衛生行政報告例（就業医療関係者）の概況就業場所別にみた就業歯科衛生士（平成 30 年末現在）http://www.mhlw.go.jp/toukei/saikin/hw/eisei/18/dl/kekka2.pdf（2021 年 11 月 12 日アクセス）．
10) 笠岡（坪山）宜代ほか：東日本大震災における栄養士から見た口腔保健問題．摂食嚥下リハビリテーション学会雑誌，2017．
11) Tsuboyama-Kasaoka N, Hoshi Y, Onodera K, Mizuno S, Sako K：Asia Pac J Clin Nutr, 23（1）：159-66, 2014.
12) 山田佳奈実ほか：災害時の栄養・食生活支援に対する自治体の準備状況等に関する全国調査～地域防災計画と備蓄について～．日本栄養士会雑誌，58（7）：517-526, 2015．
13) 日本心理臨床学会支援活動プロジェクト委員会：危機への心理支援学．遠見書房，東京，2010．
14) エルスペス・キャメロン・リチーほか：巨大惨禍への精神医学的介入．弘文堂，東京，2013．
15) 高橋晶ほか：災害精神医学入門─災害に学び，明日に備える．金剛出版，東京，2015．
16) アメリカ国立子どもトラウマティックストレス・ネットワーク，アメリカ国立 PTSD センター：「サイコロジカル・ファーストエイド実施の手引き第 2 版」兵庫県こころのケアセンター訳，2009 年 3 月．http://www.j-hits.org/（2021 年 11 月 12 日アクセス）．
17) 世界保健機関，戦争トラウマ財団，ワールド・ビジョン・インターナショナル：心理的応急処置（サイコロジカル・ファースト・エイド：PFA）フィールド・ガイド．世界保健機関，ジュネーブ，2011（訳：（独）国立精神・神経医療研究センター，ケア・宮城，公益財団法人プラン・ジャパン，2012）．
18) 難民支援協会：人道憲章と人道対応に関する最低基準　第 3 版．難民支援協会，東京，2012．
19) 重村淳：災害支援者はなぜ傷つきやすいのか？─東日本大震災後に考える支援者のメンタルヘルス─精神神経雑誌，114（11）：1267-1273, 2012．
20) 重村淳，金吉晴監修：災害救援者メンタルヘルス・マニュアル　https://www.ncnp.go.jp/pdf/mental_info_saigai_manual.pdf（2021 年 11 月 12 日アクセス）

CHAPTER 2

災害の種類と歴史

学習目標
1. 災害の種類を理解する．
2. 自然災害の種類とその特徴を理解する．
3. 日本における災害の歴史を知る意義を理解する．

1 災害の種類と特徴

災害対策基本法に定められている災害とは，暴風，竜巻，豪雨，豪雪，洪水，崖崩れ，土石流，高潮，地震，津波，噴火，地滑りその他の異常な自然現象または大規模な火事，もしくは爆発その他，その及ぼす被害の程度において，これらに類する政令で定める原因により生ずる被害のことをさす（図2-1）．

1. 自然災害

地震，台風，集中豪雨，洪水，津波，火山噴火などの，自然現象に関連した災害のことである．世界的にみると地震をほとんど生じない地域もあることから，自然災害で最も多いのは風水害による災害である．

2. 人為災害

人が引き起こす災害で，テロリズム，火災，航空機・船舶・車・列車による交通災害が該当する．自然災害との違いは，比較的狭い範囲で生じるが，甚大な被害を生じることが多い．

3. 特殊災害

自然災害と人為災害の複合により生じる災害や，自然災害や人為災害で分類できない災害が含まれる．

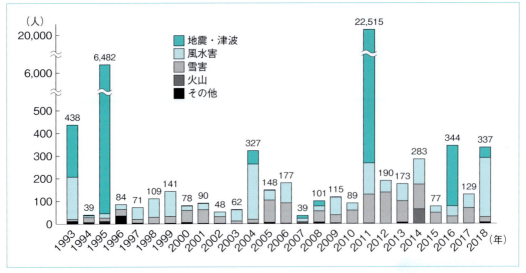

図 2-1 1993（平成 5）年以降のわが国における災害による死者・行方不明者数

（注）本表は，対象年の 1 月 1 日から 12 月 31 日の死者・行方不明者数を表す．
平成 30 年の死者・行方不明者は内閣府とりまとめによる速報値
（平成 23 年に起きた災害のうち「地震・津波」欄のうち，東日本大震災分は，「2011（平成 23）年東北地方太平洋沖地震（東日本大震災）について（平成 31 年 3 月 1 日）」により，死者（震災関連死を含む）・行方不明者 22,252 人となっている．
※消防庁「地方防災行政の現況」をもとに内閣府作成

（令和元年版防災白書　附属資料 8）

2　自然災害の種類と特徴

　自然災害は，大気中に生じる気象災害と，地球内部の諸現象に起因する地震・火山災害とに分けられる．

1.　地震災害

1）地震災害の特徴

　地震災害は，主に震度 5 強以上の地面の揺れが生じた場所に生じる．地震災害は，津波，火災，地滑りなどが付随して生じることがあるため被害が拡大しやすい特徴がある．
　被害の状況については，発生時間や付随して生じる事象により大きく異なる．

2）地震発生のメカニズムと種類

　地震は，地殻中に長時間かかって歪みが蓄積され，岩盤が耐えきれる限界を超えて破壊されると生じる（図 2-2）．
　地殻中に歪みを大規模に発生させる主因はプレートの運動である．日本周辺で発生する地震は，プレートの沈み込みに伴ってプレート境界付近で発生する海溝型地震と陸域の浅部に発生する内陸型地震とに分類される．いわゆる内陸型地震が直下型といわれる．
　世界の主な地震帯には，太平洋を取り巻く環太平洋地震帯とアルプス・ヒマラヤ地震帯

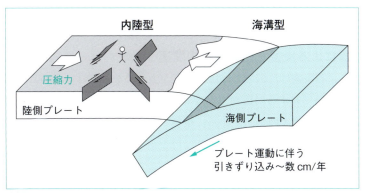

図 2-2　地震発生のメカニズム

表 2-1　震度階級

震度階級	人の体感・行動
0	人は揺れを感じないが，地震計には記録される．
1	屋内で静かにしている人の中には，揺れをわずかに感じる人がいる．
2	屋内で静かにしている人の大半が揺れを感じる．眠っている人の中には目を覚ます人もいる．
3	屋内にいる人のほとんどが揺れを感じる．歩いている人の中には揺れを感じる人もいる．眠っている人の大半が目を覚ます．
4	ほとんどの人が驚く．歩いている人のほとんどが揺れを感じる．眠っている人のほとんどが目を覚ます．
5弱	大半の人が恐怖を覚え，物につかまりたいと感じる．
5強	大半の人が物につかまらないと歩くことが難しいなど，行動に支障を感じる．
6弱	立っていることが困難になる．
6強	立っていることができず，はわないと動くことができない．揺れに翻弄され，動くこともできず，飛ばされることもある．
7	

(気象庁)

がある．日本列島は環太平洋地震帯の北西部に位置していることから地震が頻発する．

3) 震度とマグニチュード

　震度とは，自分のいる所がどれくらい揺れたかを示す指標で，日本固有の表現である．震度は地震を感じる場所によって値が大きく異なり，1つの地震に対していくつもの「震度」が存在する．震度は7つのカテゴリーに分類されている（表 2-1）．

　マグニチュード（M）とは，震源域で生じた地震の大きさを示している．マグニチュードが1増えると地震のエネルギーは約 31.6 倍になり，マグニチュードが2増えると地震のエネルギーは 1,000 倍になる．

4) 緊急地震速報

　緊急地震速報は，地震の発生直後に各地での強い揺れの到達時刻や震度を予想し，可能な限り迅速に知らせる情報システムのことで，気象庁が提供している．予測された震度に誤差を伴うなどの限界もある．

緊急地震速報を発表してから強い揺れが到達するまでの時間は，数秒から長くても数十秒程度と極めて短く，震源に近いところでは速報が間にあわないこともある．
5）地震による災害と歯科医療の関連
　地震による災害は，広域で破壊の程度が大きくなることが多いことから，震災直後は身元確認や外傷に対する対応が主となるが，避難所による生活が長期にわたることも多く，高齢者の誤嚥性肺炎の予防が非常に重要であることが知られており，震災後は口腔ケアの必要度が高い．

2. 火山噴火災害

1）火山噴火災害の特徴
　わが国には 110 の活火山があり，世界でも有数の火山国である．火山噴火災害は発生場所が限定されており，その活動の詳細な観察により比較的予知に関する研究も進んでいる．しかし，火山の噴火により，火砕流や火山性ガスが発生し，被害が拡大することがある．また，火山活動が長期化した場合は，避難が長期化する特徴がある．
2）火山噴火による災害と歯科医療の関連
　最近では 2014（平成 26）年に御嶽山（長野県・岐阜県）が噴火した．火口付近に居合わせた登山者ら 58 名が死亡し，日本における戦後最悪の火山災害となった．この災害では，歯科医師は主に身元確認において貢献した．

3. 気象災害

1）気象災害の特徴
　気象災害は，大雨，強風，雷，雪などの気象現象によって水・大気・土砂などが連動することによって生じる風水害が多い．気象に伴う災害であることから，天気予報などにより防災対策が行いやすい場合がある．
2）気象による災害と歯科医療の関連
　最近では 2016（平成 28）年に台風 10 号が東北地方太平洋側に上陸し，死者 22 名，行方不明者 5 名を出す気象災害が生じている．この災害では，日本歯科医師会や岩手県歯科医師会により支援の体制が構築され，災害対応が行われた．

3　日本における災害の歴史を学ぶ意義

1. 災害の歴史を学ぶ意義
　国連の『世界リスク報告書 2016 年版』では，日本は自然災害に見舞われるリスクが第 4 位だが，対処能力や適応能力などが評価されて，総合評価では第 17 位となっている．

表 2-2 わが国における歯科医療従事者が介入した主な災害　　※M：マグニチュード

発生日	災害名	場所	死者・行方不明者数（人）	歯科の主な活動
1985年8月12日	日本航空123便墜落事故	群馬県多野郡上野村	520	身元確認
1993年7月12日	北海道南西沖地震（M 7.8）	奥尻島	202	歯科応急処置
1995年1月17日	平成7年兵庫県南部地震〔阪神・淡路大震災〕（M 7.3）	兵庫県	6,437	身元確認・歯科応急処置
2004年10月23日	新潟県中越地震（M 6.8）	新潟県	68	口腔ケア
2007年7月16日	新潟県中越沖地震（M 6.8）	新潟県	15	歯科応急処置・口腔ケア
2011年3月11日	東日本大震災（M 9.0）	東日本（特に宮城県，岩手県，福島県）	21,839	身元確認・歯科応急処置・口腔ケア
2014年8月20日	広島豪雨災害（広島土砂災害）	広島県	74	身元確認
9月27日	御嶽山噴火	長野県，岐阜県	63	身元確認
2016年4月14日	平成28年熊本地震（M 6.5）	熊本県，大分県	225	口腔ケア
2018年7月	平成30年7月豪雨〔西日本豪雨〕	西日本〔広島県，岡山県，愛媛県ほか〕	245	口腔ケア
9月	平成30年北海道胆振東部地震（M 6.7）	北海道	41	口腔ケア
2019年10月12日	令和元年東日本台風	宮城県，長野県ほか	108	歯科治療，口腔ケア
2020年7月	令和2年7月豪雨	熊本県ほか	86	口腔ケア
2024年1月1日	令和6年能登半島地震（M7.6）	石川県，新潟県，富山県，福井県	465	口腔ケア

（日本歯科医師会）

しかし，国土面積から考慮しても極めて自然災害に見舞われやすい国であることが示され，毎年のように死者が出ている．

特に現在の日本では，台風，地震が主な自然現象で災害を引き起こしている．さまざまな災害の歴史から，備えをどのように準備するべきなのか，防災対策に生かす意義がある．

2. 歯科と関連が深いこれまでの災害

これまで，さまざまな災害が生じているが，災害と歯科への関心は，近年になり高まりをみせているものの歴史的にはまだ浅いといえる．最近の災害における歯科の役割は，身元確認や歯科治療での貢献だけではなく，誤嚥性肺炎予防のための口腔ケアなど歯科支援に対する必要性が認識されている歯科医療従事者が介入した主な災害を**表 2-2** に示す．

〈参考文献〉
1) 山本保博：災害医学と災害医療　第2版. 南山堂，東京，2009.
2) 内閣府：令和元年版防災白書. 附属資料8.
3) 気象庁ホームページ　気象庁震度階級表　https://www.jma.go.jp/jma/kishou/know/shindo/kaisetsu.html
4) 石井 昇：地震災害　第2版. 南山堂，東京，2009.
5) 日本歯科医師会：災害歯科保健医療対策　https://www.jda.or.jp/dentist/disaster/

CHAPTER 3

災害対策概論

学習目標
1. 災害対策の目標を理解する．
2. 自治体や医療施設における事業継続計画を理解する．
3. 災害時の地域保健医療体制と連携した歯科の役割を理解する．
4. 災害支援，復旧・復興における支援の役割を理解する．

1 災害対策のゴールとは

　災害時の対策は，災害対策基本法に基づく地域防災計画に則って実施され，この中に保健医療活動についても規定されている．また，応急的な救助に関しては，災害救助法にも規定されている．これらを機能させる中心ともなる災害拠点病院，DMAT（災害派遣医療チーム），EMIS（広域災害救急医療情報システム）などは，医療法において規定され，整備が進んできている．

　一方で，地域において保健医療を提供しているのは，一般の病院や診療所が中心である．これらが災害時においても機能が継続できる防災体制が整っているのかどうか，そして，被災後になるべく早く元の診療体制に戻れるのか，ということが，災害時の地域医療の対応力を決定し，これが保たれているほどに外部支援の必要性は減少する．

　災害などの緊急事態において損害を最小限に抑え，「事業の継続や復旧を図るための事業継続計画（BCP；Business Continuity Plan）」が，2005（平成17）年8月に内閣府より発行されている．医療機関に関しては，東日本大震災から1年後の2012（平成24）年3月の厚生労働省通知「災害時における医療体制の充実強化について」において，医療機関は自ら被災することを想定して災害対策マニュアルとともに業務継続計画（BCP）の作成に努めるようにとされ，2013（平成25）年3月には，厚生労働科学研究班により「BCPの考え方に基づいた病院災害対応計画作成の手引き」が示された．2017（平成29）年3月には，厚生労働省から都道府県に，災害拠点病院の指定要件にBCP策定を追加するよう通知が出された（図3-1）．

　災害拠点病院と一般の病院や診療所の機能は異なり，その災害対策マニュアルやBCPも違ってくるものと考えられるが，災害時の地域医療を担う歯科診療所，また，災害時の歯科医療救護の人材を担う歯科医師会や歯科衛生士会などにおいても，BCPを意識した体制づくりが必要とされてきている．

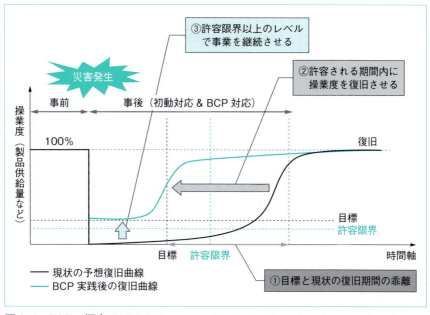

図 3-1　BCP の概念（事業継続ガイドライン 第 1 版，内閣府，平成 17 年 8 月 1 日）

　災害時は，傷病者をできるだけ増やさない体制づくりも重要となる．特に災害による直接の被害には，地盤の変化や建築物の損壊など保健医療関係の努力のみでは避けられない部分もあるが，その後引き続き整わない生活環境を原因とする災害関連疾病は，災害時の地域保健活動においてなるべく防ぎ，傷病者を増やさないようにしなければならない．

　地域においては，平常時より保健所・市町村保健センターや地域包括支援センターなどを中心に地域保健活動が行われている．災害時においてもいかにその機能を継続するのか，いわば，地域保健の BCP のためにも，訪問医療機関，訪問看護ステーション，地域包括支援センターなどとの連携を，地域の医療従事者は常日頃から意識しなければならない．歯科という側面からは，有病者や高齢者，障害児者および小児や妊産婦など口腔感染症のリスクの高い人々に対しての口腔保健のマネジメントを，多職種と連携して，災害時にも継続できる体制づくりが必要とされている．

2　ゴールに向かって何をするのか

　2011（平成 23）年 3 月の東日本大震災においては，複数県にまたがる広範な地域に対して多くの支援が行われたが，その質や量，タイミングなどにおけるミスマッチもたびたび指摘された．たとえば，情報発信が可能だった規模の大きな指定避難所（福祉避難所含む，p.71 参照）と，情報が発信できないままだった自主避難所や介護施設，在宅療養所などでは，支援の届くタイミングに違いが生じた．また，急性期医療から慢性期医療や介護・ケアへの被災者の保健医療のニーズの移行のタイミングが，支援者側の想定よりも

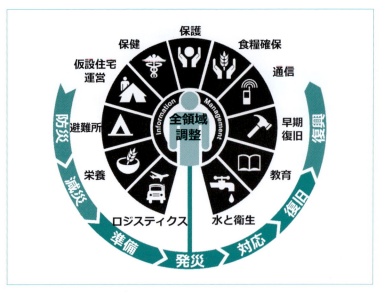

図 3-2 クラスターアプローチ
〔OCHA：Cluster Coordination（2005）より原田，香田改変（2016）〕

早く起こったため，適切な人材や資材の配備が遅れたこともあった．

　これらの課題に対し，2011（平成23）年7月の厚生労働省「第2回災害医療等のあり方に関する検討会」において中長期の医療提供体制における災害医療コーディネーターの位置づけが提示された．また，災害医療に関わる保健所機能の強化については，2001（平成13）年3月の「地域健康危機管理ガイドライン」において，保健所が情報を集約して派遣調整を行う機能を担うことが示され，2012（平成24）年3月の厚生労働省通知「災害時における医療体制の充実強化について」により，保健所にはさまざまなコーディネート体制が求められるようになった．

　なぜこのような調整やコーディネーターが重視されるのかというと，先に述べたような支援のミスマッチや時期，人材，資材の偏重が繰り返されてきた背景がある．

　「クラスターアプローチ」とは，国際人道支援において国連や国際NGO*がより効率・効果の高い支援を目指すための手法である．図 3-2 で示すように，支援には11の領域があり，クラスターリード機関が，分野ごとのニーズ調査，優先順位づけ，対応計画作成などを主導する．被災者をとりまくそれぞれのクラスターが，それぞれ適切に調整され支援されることを目標としている．

　歯科としては，他分野と積極的に連携しつつ，保健医療クラスター全体の中での与えられた歯科の役割を全うしていくことが必要となる．このため，災害歯科コーディネーターの養成（p.54 参照）も進められている．

用語解説

＊　**国際NGO**：Non-governmental Organization の略．貧困や飢餓，環境など，世界的な問題に対して，政府や国際機関とは異なる民間の立場から，国境や民族，宗教の壁を越えて，利益を目的とせずにこれらの問題に取り組む団体のこと．

3 防災対策の必要性

1. 対象者を増やさないための体制づくり

　災害時には，傷病者などの医療やケアを必要とする人が増えるものの，資機材のみならず医療従事者や介護士などの人材が不足するために，需給バランスが崩れる．これに伴い，外部から物資や人材という支援が行われる体制づくりが進められている（図3-3）．

　しかし，いかに迅速に支援を届けようと思っても，情報や交通手段が整わなければ支援は届けられず，当初は自助や共助に頼るしかない．よって，それぞれの生活する場における防災・減災が必要となる．同時に，支援の量や質を継続的に確保するには情報と調整が必要になるが，十分に確保できるとは限らない．ゆえに，被災後の整わない環境で体調を崩し，医療やケアを新たに必要とする人を増やさないための健康管理を促す保健活動は，非常に重要なものである．

　被災後の生活には，電気や水などのライフラインの不足や生活や寝る場所，風呂やトイレなどの不備，そして，移動の困難さなどさまざまな不自由が伴う．食事も偏り，十分ではなく栄養バランスを崩し，着替えもなければ洗濯もできずに衛生的に保つのも難しくなる．この整わない生活からなるべく早く脱することができないと，体調を崩す人が多数出てくる．避難所などの集団生活では，インフルエンザなどの感染症やノロウイルスなどのウイルス性腸炎などの蔓延が懸念される．また，車中泊などの狭い場所で，動くことの少ない生活では，生活不活発病や深部静脈血栓症（いわゆるエコノミークラス症候群，DVT）が心配される．

　これらは災害関連疾病とよばれ，最悪の場合は，災害関連死を引き起こす．災害関連死は循環器疾患と呼吸器疾患が多く，深部静脈血栓症の予防や誤嚥性肺炎の予防としての保健活動が行われるようになってきている．高齢になるほどリスクが高くなる誤嚥性肺炎の予防には，被災後の生活の問題点に加え，水分摂取不足やストレスなどにより唾液分泌が減ることとも関係しており，災害時の口腔ケアは誤嚥性肺炎予防として大きな位置づけをもつ．

　さらに，被災後に介護認定を受ける人が増えることが報告されており，被災後の保健活動は，その後，その地域に長期的な影響を残さないためにも重要な災害支援活動である．

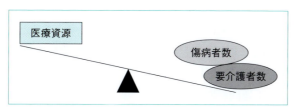

図3-3　被災地におけるバランス

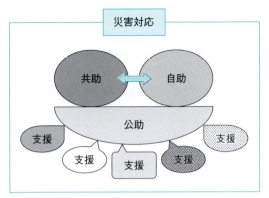

図 3-4 災害対応における支援の位置づけ
共助：地域や身近な人同士の取り組みや助け合い．
公助：地方自治体や国などによる取り組みや救助．
支援：共助や公助では足りない部分を外部から補い支えるもの．

2. 体制～実効性のためには個々人の防災が不可欠～

　災害時の対応は，災害対策基本法によって定められており，各自治体が地域防災計画を定めて対応することになっている（**図 3-4**）．この中で，多くの自治体は災害時の対応を歯科医師会などと協定を結び，対応することとしている．

　歯科医療従事者は，自治体職員が少なく，また，自治体の病院があったとしても勤務者数は少なく，地域全体の活動をするとなると絶対的に人材不足となる．よって，歯科医師会をはじめ民間の力を借りることが必要となり，その対策がとられている．

　マニュアル化もされてきているが，あくまでも，災害時にそのマニュアルに沿って地域活動に従事できる歯科医療従事者の数が確保されることが前提である．歯科医師会などに所属する地域の歯科医療従事者の多くは歯科診療所に勤務しており，災害時に実効的な地域歯科保健活動ができるかどうかは，それぞれの歯科診療所における防災対策ができているかどうかにかかっているともいえる．

　よって，それぞれの医療機関が，自分の医療機関の患者と職員を守るため，そして，災害時の歯科保健医療活動に従事して地域全体を守るために，定期的にそれぞれにおける災害対応を見直し，日頃より備えていくことが必要となる．

3. 防災に向けての災害サイクル

　災害対策を計画するうえで，災害サイクルとして考えることが重要となる．発災からの時間経過によって，「超急性期」，「急性期」，「亜急性期」，「慢性期」という経過をたどり，これを災害サイクルと表現する．

　発生直後から 1 週間程度の「急性期」までは，被災者の救助や安全な場所への避難が最優先される．続く「亜急性期」では，避難所などの整わない生活環境における体調の管

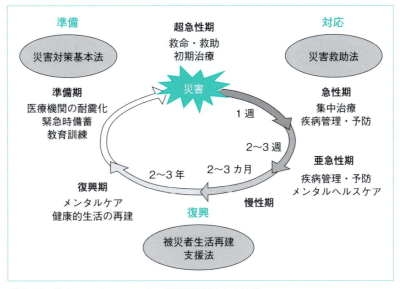

図 3-5 災害サイクルにおける保健医療対応と法律

(国立保健医療科学院・金谷泰宏先生ご提供)

理，その次の「慢性期」では，応急仮設住宅や災害公営住宅などにおけるつながりの喪失なども含めたメンタルヘルスの変化に対する心理社会的支援などが必要とされてくる．重点的に求められる保健医療対応としては，超急性期では「救命救急」，急性期では「集中治療」，亜急性期・慢性期では「疾病管理，メンタルヘルスケア」，復興期では「健康的生活の再建」となる．

また，復興期を過ぎた平常時でもある「準備期」においては，被害の軽減を図るため医療機関の耐震化，緊急時備蓄，教育訓練を行う必要がある．同時に，地域住民に防災意識を喚起させるような啓発活動も必要となる．災害時の情報収集および支援体制構築には時間を要するため，主に食料などの物資支援においても，発災から3日間は家庭および市町村の備蓄での対応，4〜7日目は国からのプッシュ型支援[*1]，そして，8日目以降に需要分析を経た要請を受けてのプル型支援[*2]，という形が示されている．同様に，保健医療の支援も，DMATのような機動力をもったチーム以外は，発災数日は自助・共助が中心となるため，地域の保健医療関係職それぞれにおける，地域保健へのかかわりの継続がとても重要であり，避難所運営にあたっては，住民を含めて地域全体で体制を整備していく必要がある．

この災害サイクルは，大きく分けると「準備」，「対応」，「復興」の3期に整理できる．それぞれの時期の対応を支える法律は，それぞれ「準備」は災害対策基本法，「対応」は災害救助法，「復興」は被災者生活再建支援法となっている（図 3-5）（p.8〜10 参照）．

用語解説

- [*1] **プッシュ型支援**：支援ニーズの情報がないまま，ニーズを予測して支援をすること．正確性はないが迅速であることが特徴であり，災害直後の緊急時に行われる．
- [*2] **プル型支援**：支援ニーズの調査を行い，その結果に基づいた支援を行うこと．ニーズにあわせて質と量を適切に支援でき，一般に発災後1週間程度でプッシュ型から切り替えられる．

CHAPTER 4

災害時の医療体制と歯科のかかわり

学習目標
1. 災害時の医療体制と災害医療の基本コンセプトを理解する．
2. 災害拠点病院の機能と役割を理解する．
3. 超急性期における災害医療とトリアージを理解する．
4. 医療救護チームに参加する歯科の役割を理解する．

1 災害時の時間経過と医療体制

　災害発生時の医療救護活動では，時間経過（タイムライン）に伴った医療ニーズや状況の変化に対応して的確な意思決定と迅速な対応を行うことができるよう，あらかじめ災害フェーズを設け各フェーズに応じたおおむねの対応を定めておく必要がある．
　災害フェーズ*は統一されていないが，表 4-1 のようにおおむね 6 段階に分けて考えら

表 4-1 医療救護活動におけるフェーズ区分の例

時間	区分	想定される状況
発災〜6 時間	発災直後	建物の倒壊や火災等の発生により傷病者が多数発生し救出救助活動が開始される状況
6〜72 時間	超急性期	救助された多数の傷病者が医療機関に搬送されるがライフラインや交通機関が途絶し，被災地外からの人的物的支援受け入れが少ない状況
72 時間〜1 週間	急性期	被害状況が少しずつ把握でき，ライフライン等が復活し始めて，人的物的支援の受け入れ態勢が確立されている状況
1 週間〜1 カ月	亜急性期	地域医療やライフライン機能，交通機関等が徐々に回復している状況
1〜3 カ月	慢性期	避難生活が長期化しているが，ほぼ復活して，地域医療機関や薬局が徐々に再開している状況
3 カ月以降	中長期	医療救護所がほぼ閉鎖されて，通常診療がほぼ回復している状況

〔第 7 回　防災・減災分科会　平成 26 年 12 月 4 日（木）【資料 5】情報共有に関する検討「災害時の医療について」（事務局資料），http://www.kantei.go.jp/jp/singi/it2/senmon_bunka/bousai/dai7/gijisidai.html〕

用語解説

＊　**災害サイクルと災害フェーズ**：災害は復興をもって終わるものではなく，繰り返すことから国際的には慢性期後の復興期そして静穏期と循環する災害サイクルのモデルが基本となっている．しかし，わが国は地震が多いことから，地震等の突発型の災害への対応と時間的経過を重視した災害管理の観点で，行政的には各フェーズの直線的な整理での記載がほとんどである．

れ，各フェーズにおける状況や医療ニーズに応じた対応をすることになる．しかし，フェーズの間隔や進み方は，災害の規模や種類に応じて変動するものであり，この段階どおり進行するとは限らないことに留意する必要がある．

なお，各フェーズに想定される状況を災害時の医療活動や保健活動などに関連する全体概要として整理すると図4-1のようになる．

発災から約1週間までがおおむね急性期とされ，救命医療の立場では遅くとも3日までが超急性期とされている．急性期～亜急性期では，外傷の合併症や呼吸器疾患，消化器疾患の発生が危惧され，慢性期には，感染症やPTSDなどが問題となる．防ぎえた災害死（preventable death）＊を救出・救助によって回避できるのは発災約8時間以内とされている[3]が，それ以降においてもそれぞれの期に応じて，防ぎえた災害死を1人でも出さないように対応することが必要となる．

そのほか，時間経過とともに変化するニーズに応じた保健医療の供給体制には次の4つの特徴がある．
 (1) 災害による保健医療ニーズの増大と保健医療資源の被災による対応能力の低下という不均衡への早急な対応であるため，この対応は次の3側面がある．①通常の保健医療機能の維持保全，②失われた資源の補充，③傷病者の被災地外への輸送．
 (2) 災害保健医療を提供する各種の支援チームには，役割分担と連携が問われること．
 (3) 限られた保健医療資源を，効率的かつ適正に配分する調整が重要になること．
 (4) 支援を提供する組織間での時間的な連携，つまり引継ぎが円滑に行われること．

2 災害医療の基本コンセプト「CSCATTT」

突然発生する災害に対しては，体系的な対応が必要である．災害の種類や規模はさまざまであるが，あらゆるハザードを想定した共通の基本コンセプトにより対応の迅速化，効率化が可能になる．このコンセプトは，MIMMS（Major Incident Medical Management and Support，英国）によって，「CSCATTT（シーエスシーエーティーティーティー）」とよばれる体系的な対応項目としてまとめられており（図4-2），わが国においても，災害医療体制の基本コンセプトの標準として考えられている[1]．

1. CSCATTTの各項目

最初の「C」は，Command and Controlであり，「指揮・統制」と訳される．「指揮」は，消防，警察，医療のそれぞれの縦の系列での命令系統であり，「統制」は，消防，警

用語解説

＊ **防ぎえた災害死（preventable death）**：阪神・淡路大震災では，死者が6,400人を超えたが，このうち平常時の救急医療レベルの医療が提供されていれば，救命できたと考えられている死（防ぎえた災害死）は，約500人と推測されている．

時間軸

	フェーズ0	フェーズ1	フェーズ2	フェーズ3	フェーズ4
	発災から6時間	6〜72時間	72時間〜1週間	1週間〜1カ月	1カ月〜3カ月
医療救護フェーズ	発災直後	超急性期	急性期	亜急性期	慢性期
医療救護の主な活動	○東京DMATの活動	○主に日本DMATによる支援活動 ○災害医療コーディネーター参集 ○緊急医療救護所の設置 ○医療対策拠点の設置	○都・地区医療救護班・歯科医療救護班・薬剤師班の派遣 ○緊急医療救護所の設置 ○避難所医療救護所・医療救護活動拠点・災害薬事センターの設置・運営	○主に他都府県の医療救護班による支援活動	
医療救護と保健活動			→通常の医療体制へ		保健活動
保健活動フェーズ	フェーズ0 発災後24時間以内	フェーズ1 72時間以内	フェーズ2 ⇒ フェーズ3 ⇒ フェーズ4 (フェーズの変化は状況に応じて判断する)		
保健活動	初動体制の確立	緊急対策期	応急対策期〜生活の安定〜 避難所対策から仮住宅等、次の住まい入居まで⇒	復旧・復興対策期 ⇒	
	住民の生命・安全の確保を行う		避難所対策が中止の時期⇒		
保健活動の対象	傷病者・避難行動支援者・要配慮者(特にニーズの高い患者) →要配慮者(時間とともに健康問題が生じる方:慢性疾患患者・妊産婦等)				
保健活動の場(被災者の居場所)	救護所等 避難所/テント・車中 自宅・親戚知人宅		(必要時)二次(福祉)避難所 →借り上げ住宅・仮設住宅		

図 4-1 医療救護と保健活動の関係 (東京都福祉保健局、平成28年2月)
〔資料:災害時医療救護活動ガイドライン(東京都福祉保健局、平成28年2月)
大規模災害における保健師の活動マニュアル(全国保健師長会、平成25年7月)〕

```
C : Command & Control    指揮・統制
S : Safety               安全              medical
C : Communication        情報伝達          management
A : Assessment           評価              （医療管理項目）

T : Triage               トリアージ        medical
T : Treatment            治療              support
T : Transport            搬送              （医療支援項目）
```

図 4-2 CSCATTT

察，医療の横の連携を示しているが，「統制」という言葉が使用されてはいるものの，「連絡・調整」という意味あいが国内外を問わず，本意として理解されている[2]．

次の「S」は，Safety（安全）である．災害救助に向かう場合は，安全の確保が重要であり，まずは自分（Self）の安全を確保し，現場（Scene）の安全を確保したうえで，生存者や傷病者（Survivor）の救出救助，治療を行うという 3S の原則である．

「C」は，Communication（情報伝達）で，組織内および組織間の情報伝達が重要とされる．

「A」は，Assessment（評価）で，災害全体の状況を評価し，活動に関するさまざまな内容を吟味する．

「T」は，Triage（トリアージ）で，その具体的な方法は，一次トリアージ法としてSTART 変法[*1]や，二次トリアージ法として PAT 法[*2]（生物学的解剖学的評価法）が受け入れられている（詳細は p.38）．

「T」は，Treatment（治療）で，外傷初期治療の標準化コースとして，JPTEC（Japan Prehospital Trauma Evaluation and Care），JATEC（Japan Advanced Trauma Evaluation and Care）などが開発され，救急現場で普及している．

最後の「T」は，Transport（搬送）で，ドクターヘリや救急車などによって後方搬送をすることである．被害が甚大で広域医療搬送が決定された場合は，SCU（Staging Care Unit）に搬送する手配を行う．SCU とは，広域医療搬送拠点での臨時医療施設のことで，被災都道府県が設置する．被災地内の災害拠点病院から適応患者が集められ，症状の安定化とともに自衛隊等の航空機による広域搬送が行われる．

用語解説

*1 START変法（Simple Triage and Rapid Treatment）：一次トリアージ（ふるい分け）の代表的な方法の 1 つ．呼吸，循環，意識の 3 つの簡便な生理学的評価を用いて，30 秒程度で迅速に評価する方法．気道確保と圧迫止血以外の処置は，基本的には認められていない．

*2 PAT法（Physiological and Anatomical Triage，生理学的解剖学的評価法）：二次トリアージ（集積と精度向上）の代表的な方法の 1 つ．生理学的評価と全身観察による解剖学的評価を用いて，2 分程度で評価する方法．受傷機転や要配慮者に考慮する．

3 災害拠点病院の機能と役割

1. 災害拠点病院とは

　災害拠点病院とは，多発外傷，圧挫症候群（クラッシュ症候群），広範囲熱傷などの災害時に多発する重篤救急患者の救命医療を行うための高度な診療機能を有し，被災地からのとりあえずの重症傷病者の受け入れ機能を有するとともに，DMATなどの受け入れ機能，傷病者等の受け入れおよび搬出を行う広域搬送への対応機能，DMATの派遣機能，ならびに地域の医療機関への応急用資機材の貸し出し機能を有する病院である．図4-3に，災害拠点病院の運営体制と施設及び設備を示す．

　2021（令和3）年4月現在では，地域災害拠点病院（二次医療圏ごとに1カ所設置）695施設と，基幹災害拠点病院（原則，各都道府県ごとに1カ所設置）64施設の合計759施設が災害拠点病院に指定されている．

2. 災害拠点病院の歯科の役割

　災害拠点病院に併設されている歯科の役割は，口腔・顎顔面外傷への対応はもちろんのこと，災害時に受け入れる患者に対する，誤嚥性肺炎などの呼吸器感染症予防に観点をおいた口腔ケアの継続である．

　顎顔面領域の外傷は，脳外科領域や耳鼻科領域，形成外科領域にも近接しているため，

【運営体制】	・24時間緊急対応，災害時に被災地内の傷病者等の受け入れ及び搬送 ・災害時の，被災地からの傷病者の受け入れ拠点 ・災害派遣医療チーム（DMAT）を保有し派遣 ・救命救急センターまたは第二次救急医療機関 ・業務継続計画を整備 ・被災状況を想定した研修及び訓練を実施 ・地域の第二次救急医療機関及び地域の医師会，日赤等の医療関係団体と定期的な訓練を実施 ・ヘリコプター搬送の際に，同乗する医師を派遣
【施設及び設備】	・患者多数発生時に対応可能なスペース及び簡易ベッド等の備蓄スペースの確保 ・耐震構造を有する ・自家発電機等を保有し，3日程度の備蓄燃料や食糧・水・医薬品等の確保 ・衛星電話を保有し，衛星回線インターネット利用ができる環境の整備 ・広域災害・救急医療情報システム（EMIS）入力体制の整備 ・災害時に多発する重篤救急患者の救命医療のための診療設備の整備 ・患者の多数発生時用の簡易ベッドを整備 ・自己完結型医療に対応できる携行式応急用医療器材，応急用薬品，テント，発電機，飲料水，食料，生活用品等を整備 ・トリアージ・タッグを整備 ・ヘリコプターの離着陸場を有する ・DMATや医療チームの派遣に必要な緊急車両を有する

図4-3　災害拠点病院の運営体制と施設及び設備

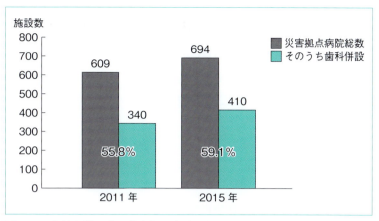

図 4-4 歯科を併設する災害拠点病院の数とその割合

歯科だけではなく，救急医や脳外科医など各科の医師とも連携をとりながら対応することが望ましい．

また，災害拠点病院が派遣する医療救護チームに，歯科専門職として参加することも重要である．2015年時点の全国694施設の災害拠点病院のうち歯科を併設しているのは410施設（59.1％）[3]であり，東日本大震災以前〔2011（平成23）年1月〕と比べると，歯科併設数とその割合は増加している（図4-4）ものの，いまだすべての災害拠点病院に歯科を併設しているわけではない[4]．

歯科を併設する災害拠点病院では，災害に備える意味でも，平常時から歯科医師・歯科衛生士が積極的に病院内のチーム医療（栄養サポートチームや摂食嚥下チームなど）に参画し，より円滑に歯科保健医療を提供できるよう，多職種連携を整備しておく必要がある．一方，歯科が併設されない災害拠点病院でも，平常時から口腔ケアに関連するチーム医療を推進し，必要に応じて地域の歯科医師会や歯科衛生士会との連携を構築しておかなければならない[5]．

4 超急性期における災害医療とトリアージ

1. 超急性期における災害医療

大規模災害では，道路の寸断，公共交通機関の麻痺，水道，電気，ガスなどのライフラインの途絶が生じ，また，高い確率で電話（固定電話，携帯電話），FAX，インターネットなどの通信途絶が長期間継続する可能性がある．このような状況下では，建物（病院）の倒壊は免れたとしても，病院の機能は一部あるいはすべて失われる．このような状況の中で，超急性期における災害対応の目的は，限られた医療資源（人的・物的資源）下での最大多数の傷病者への対応である．

2. 超急性期における最優先事項

最も優先されることは，自分自身の安全確保である．さらに，医療従事者として患者を救う緊急対応を確実かつ冷静に実施するためには，家族の安否確認を可及的速やかに済ませてから非常事態に対応することが重要である[6]．

3. トリアージ

1）トリアージとは

トリアージとは，限られた医療資源（人的・物的資源）の中で最大多数の傷病者に最善を尽くすために緊急度，重症度および予後を考慮して，傷病者を類型化し優先順位を決定する手法のことである．

平常時には，目の前の傷病者に対して最善の結果を得るために全力を尽くすことができるが，圧倒的多数の傷病者が発生した場合，利用可能な医療資源は限られてくる．医療資源が限られる状況は，何も大規模災害だけとは限らず，地域の医療対応能力によっては，交通事故や火災などの局地災害であっても，多数傷病者事案で，傷病者数と医療資源との間の均衡が崩れれば，トリアージが必要となる．トリアージは，平常時の救急医療と異なり，救命の可能性までをも考慮しなければならない．救命の可能性が高いものが優先されるということは，平常時であれば救命可能な重篤な傷病者を見捨てる可能性もあり，トリアージが平常時とは異なる倫理観や判断を必要とすることも十分に理解しておく必要がある．

2）トリアージの語源

トリアージ（triage）の語源はフランス語の「trier（選別する）」，ラテン語の「trial：3つ（に選別する）」に由来し，もともとはコーヒー豆を選別するときに使われていたが，ナポレオンの軍医総監であった Dominique Jean Larrey 男爵が，戦場において治療後に再び戦線に復帰できそうな負傷兵を優先的に後方に搬送する作業を triage と称した戦陣医学の用語である．戦場という極限状態の中で生まれた言葉が変遷を繰り返し，現在では，多数傷病者に対して治療や搬送の優先順位を決定する手法として，日常の救急現場や医療機関の受付から災害現場にいたるまでさまざまな状況で用いられるようになった[7]．

3）トリアージ区分とトリアージの方法

現在，わが国における災害時のトリアージ区分は，色により4つに識別される（**表4-2**）．

表4-2 わが国のトリアージ区分

区分	緊急度表現例	識別色
Ⅰ	緊急治療群	赤
Ⅱ	非緊急治療群	黄
Ⅲ	治療不要もしくは軽処置群	緑
0	死亡あるいは救命困難群	黒

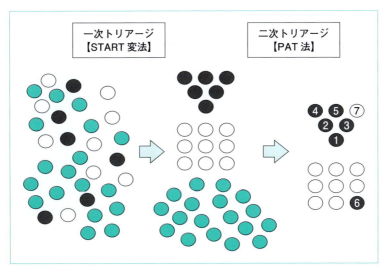

図 4-5　トリアージの基本的イメージ

　緊急度の高いトリアージ区分Ⅰ（赤）に，医療資源を最も早く割り当てることを原則とし，治療の優先度が最も低いトリアージ区分0（黒）には死亡群と救命困難（瀕死）群が混在する．諸外国では，救命困難（瀕死）群に別の区分を設けるか，区分Ⅱに分類している場合もある．

　わが国では，医師による死亡診断がされない限りは，トリアージ区分0（黒）は死亡と同義ではなく，医療資源の分配が許される状況にあれば救命処置の対象となる．

　トリアージには，歩行の可否や簡便な評価により迅速に分類する一次トリアージと，一次トリアージ後の同一トリアージ区分内での治療の優先順位を決定する二次トリアージがある（図 4-5）．

　現在，わが国では，一次トリアージとして START 変法（図 4-6），二次トリアージとして PAT 法が普及している．

　START 変法は簡便かつ迅速に実施できることが特徴であり，傷病者1人あたり30秒程度で，歩行可能かどうか，呼吸回数はどうか，循環の状態はどうか，意識レベルはどうかといった項目から成り立っているため，特別な医療器材を使わなくても評価が可能である．

　PAT 法は，生理学的評価に解剖学的な評価をはじめとする諸評価を加えることにより，正確性を向上させ，かつ治療や搬送の優先順位を決めるために有用な情報を提供する．しかしながら，時間経過，行った処置（安定化処置）などにより，傷病者の容態変化や，判定基準の異なる一次トリアージと二次トリアージの結果に相違が生じる可能性があるため，トリアージは反復して行う必要がある．

　トリアージ区分はトリアージタグを用いて表示するが，その一方で，トリアージタグには災害時の救急隊活動記録・救命救急処置録，診療録（カルテ）としての側面ももつ．トリアージタグへの記載内容が，以後の災害医療の全過程を左右しかねないことを銘記すべきである．記載内容は，簡潔・明瞭にし，情報共有を多職種で行えるようにするため特殊

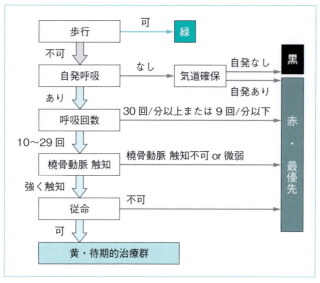

図 4-6　一次トリアージ（START 変法）

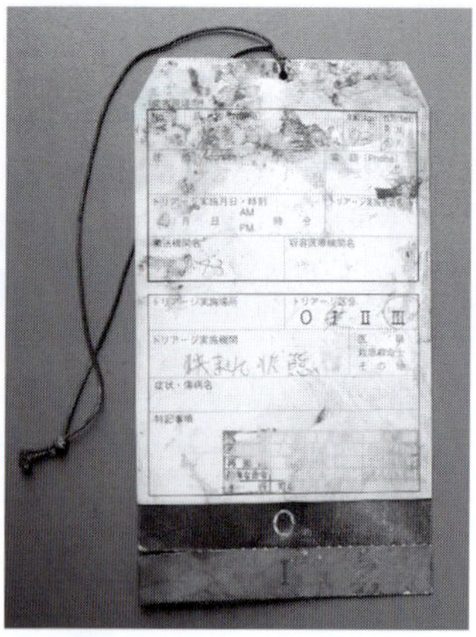

図 4-7　汚染したトリアージタグ
（JR 福知山線脱線事故，2005 年 4 月 25 日，提供：兵庫医科大学）

な表現・略語や専門用語は避ける必要がある．また，活動に伴って，トリアージタグの汚染・破損が起こりうるため，粗雑な取り扱いは避けるようにする（図 4-7）．

4. 超急性期における災害歯科医療

超急性期においては，歯科の専門的な対応よりも，生命維持を優先させるための対応が求められる．歯科医療従事者であっても，最低限の救命処置や蘇生処置などは対応できるようにしておくことが必要である．

5　医療救護チームに参加する歯科の役割

1. 被災地に参集する医療救護チーム

被災地への医療支援では，さまざまな支援チームが参集するが，代表的なチームの1つが DMAT である．DMAT の活動は，この「防ぎえた災害死を1人でも少なくする」ことを目的としている．

2005（平成 17）年 4 月の DMAT 隊員養成開始から 2022（令和 4）年 3 月末までで，2,040 チーム，15,862 人の隊員が配備されている．当初は，重症外傷患者の救命が課題とされ，災害発生直後に被災地内で活動を開始して，重症外傷患者に対する救命処置を実施できる体制構築を目的としていた．よって，DMAT 開設当初は，救急医や外科医が DMAT の隊員として参加していたが，近年の大規模災害では，必ずしも外傷患者が大量

表 4-3　被災地で活動する保健医療福祉活動チーム例

略　称	名　称
DMAT	災害派遣医療チーム Disaster Medical Assistance Team
DPAT	災害派遣精神医療チーム Disaster Psychiatric Assistance Team
DHEAT	災害時健康危機管理支援チーム Disaster Health Emergency Assistance Team
JMAT	日本医師会災害医療チーム Japan Medical Association Team
日赤	日本赤十字社 Japanese Red Cross Society
AMAT	全日本病院医療支援班 All Japan Hospital Medical Assistance Team
JDAT	日本災害歯科支援チーム Japan Dental Alliance Team
JDA-DAT	日本栄養士会災害支援チーム The Japan Dietetic Association-Disaster Assistance Team
JRAT	日本災害リハビリテーション支援協会 Japan Disaster Rehabilitation Assistance Team
DWAT	災害派遣福祉チーム Disaster Welfare Assistance Team

発生しないことも踏まえ，破綻した通信環境下で医療情報を把握し，適切に支援活動を展開するマネジメント（コーディネート）にも力点が置かれるようになり，現在のDMATではさまざまな診療科の医師が隊員となっていたり，医師以外の医療従事者が業務調整員（ロジスティシャン）として，登録されていたりする．

　DMATは，発災直後に被災地に出動する機動性と，隊員養成課程および技能を維持するために隊員資格取得後も定期的な教育と訓練が義務づけられている．その結果，被災地内での救命活動や被災した医療機関の支援，航空機を活用しての医療搬送，行政機関との調整活動など，複雑な業務を実施することが可能となる．DMATの活動期間は，発災後おおむね48時間以内とされ，まさに災害超急性期の医療ニーズ把握と支援を担うものである．

　日本赤十字社の救護班やJMAT（Japan Medical Association Team：日本医師会災害医療チーム）をはじめ，さまざまな医療救護チーム（表4-3）が活動を開始するとともに，活動は引き継がれていく．災害の超急性期がいつまで続くかは，その災害の種類や規模によって大きく異なるが，おおむね3日目以降は急性期を脱していくことが多い．しかしながら，2016（平成28）年の熊本地震のように最初の地震の2日後に再度，大規模な地震が起こるというような場合もある．

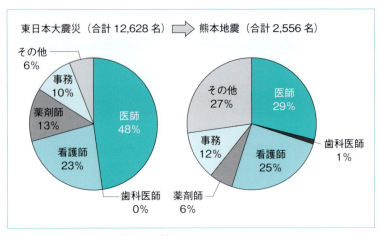

図 4-8　JMAT 隊員の職種別比較

2. 医療救護チームに参加する歯科の役割

　従来，災害時の歯科の対応は，医科や看護とは区別され，歯科だけ独自で構成・派遣されてきた（歯科医師会チームや歯科大学チームなどの歯科専門チーム）．

　応急歯科治療を中心とした支援活動であれば歯科専門チームでも実践可能だが，災害関連死予防を目的とした口腔ケアを中心とした保健衛生救護活動の場合，歯科医療従事者だけでの活動よりも，医師や看護師，保健師などのコメディカルと合同で活動をするほうが利点も多い．多職種連携によって，DVT（Deep Vein Thrombosis，深部静脈血栓症），感染症，PTSD（Post Traumatic Stress Disorder，心的外傷後ストレス障害）とともに，口腔ケアも行い，総合的なケアに取り組むことが重要である．

　東日本大震災では，災害拠点病院が派遣する医療救護チームの一員として，歯科医師や歯科衛生士が参加していたが[8]，当時の JMAT に歯科医療従事者は参加していなかった．2016（平成 28）年の熊本地震における JMAT に，初めて歯科医療従事者が参加した[9]．東日本大震災と熊本地震で，JMAT 隊員の職種を比較すると，歯科医師が新たに加わっていることのほかに，医師の割合が減少していることと，その他の割合が増加していることが特徴である（図 4-8）．「その他」には，臨床検査技師やリハビリテーション職，管理栄養士，歯科衛生士などのコメディカル・コデンタルが該当し，これは，JMAT の活動が，「医療」だけではなく，「保健」活動にまで展開してきているといえる．

　医療救護チームに参加する歯科医療従事者（歯科医師・歯科衛生士）は，チームの医師や看護師等とともに災害救護に対応することになるため，常に多職種連携を構築しておくことが必要で，平常時の病院内でのチーム医療が，そのまま被災地で活用することができれば理想的である[10]．

災害法制を知る　②災害救助法と一般基準・特別基準

岡本　正

災害で重大な被害が発生するか，そのおそれがある場合，都道府県等が「災害救助法」の適用を決定します（p.9）．これにより，災害救助の責任主体が都道府県等となり，国の財政措置もより充実したものになります．行政機関や民間事業者等が被災者への救助活動を積極的に行うようになる目安にもなっている法律です．その救助の最低基準を定めているのが「災害救助法による救助の程度，方法及び期間並びに実費弁償の基準」（内閣府告示第228号）です．避難所開設や食料供給費用等の具体的な金額も記述されています．これらは「一般基準」と呼ばれており，最低限の救助活動のための呼び水的な基準であると理解すればよいでしょう．

より大規模な災害が発生すると，当然ながら一般基準の金額や手段だけでは，十分な救助が実施できません．そのようなときに備え，都道府県等と国（内閣府）が協議を行うことで，一般基準の金額の上乗せや救助手段の拡充を行うことができる仕組みも，災害救助法には備わっています．それを「特別基準」や「災害救助法の柔軟運用（弾力運用）」と呼んでいます．

特別基準には，避難所環境の整備（簡易ベッド導入，風呂・シャワーの設置，清潔なトイレの設置，適温食・介護食の提供，栄養士や調理師の派遣等），仮設住宅入居の要件の大幅緩和等，多岐にわたる先例が存在しています（岡本正：災害復興法学Ⅱ．慶應義塾大学出版会，東京，2018．）．支援活動に従事する場合には，これらの先例に目を通しておくことも必要です．

〈参考文献〉

1) 一般社団法人日本集団災害医学会：標準多数傷病者対応MCLSテキスト，ぱーそん書房，東京，2015．
2) 一般社団法人日本集団災害医学会：DMAT標準テキスト，改訂第2版．へるす出版，東京，2015．
3) 中久木康一ほか：災害拠点病院の歯科における災害時対応に関する調査研究．日本歯科医療管理学会，52（1），2017．
4) 門井謙典ほか：災害拠点病院における歯科の併設状況．神奈川歯学，50，75-78，2015．
5) 岸本裕充ほか：災害拠点病院で高齢者の肺炎予防に歯科が貢献するために．8020，12，124-125，2013．
6) 阿南英明：超急性期の医療活動．診断と治療，105（4）：22-23，2017．
7) 山本安博：トリアージその意義と実際．荘道社，東京，1999．
8) 川野知子ほか：東日本大震災被災者における口腔衛生状況と口腔内環境に関する調査報告．日衛学誌，7（2）：58-63，2013．
9) 門井謙典ほか：歯科医師が参加した統括JMATの試み～平成28年熊本地震「JMAT兵庫モデル」～．日本集団災害医学会雑誌，21（3）：528，2017．
10) 太田和俊：誤嚥性肺炎の予防をどう行ったか？．治療，98（11）：1802-1804，2017．

CHAPTER 5

災害時の歯科保健医療体制

学習目標
1. 災害時の歯科の役割を理解する．
2. 急性期の歯科的支援活動を理解する．
3. ラピッドアセスメントを理解する．
4. 災害医療コーディネーターの役割を理解する．

1 災害時の歯科保健医療活動と連携の必要性

1. 支援：災害時の歯科保健医療従事者の役割（表5-1）

　災害時の歯科の役割は，歯科所見からの身元確認作業から始まり，応急歯科診療対応（歯科医療活動），そして，口腔ケア支援（歯科保健活動）と，その役割が拡大されてきている．それぞれの役割は，災害の内容と規模や場所と範囲，そして時間的経過により，求められるものは異なり，移り変わっていく．身元確認については8章に概説した．

1）歯科医療活動

　歯科医療提供体制の維持としての応急歯科診療は，電気・水・ガスといったライフラインが長期間影響される場合に，平常時における地域の歯科医療提供体制を補完するものと

表5-1　災害時の歯科保健医療従事者の役割

役　割	対　象	連　携
個人識別への協力	犠牲者	警察 海上保安庁 監察医　など
歯科医療活動	歯・口腔の健康問題を抱える人 痛みのある人 義歯破損・不適合の人 通院中だった人	災害拠点病院 DMAT/JMAT 日本赤十字社 災害医療コーディネーター　など
歯科保健活動	歯・口腔の健康問題のない人 特に重要なのは要配慮者 高齢者（摂食嚥下障害） 有病者（糖尿病など） 乳幼児・小児など	自治体/保健所 保健センター 地域の事業所 地域包括支援センター　など

（安井利一ほか編：口腔保健・予防歯科学　第2版．医歯薬出版，東京，2023．）

して必要になる場合がある．このときの歯科疾病の傾向は，平常時からの歯科受診者の傾向と大きく変わるものではない．ライフラインの復旧とともに歯科医療機関が再開し，歯科医療救護所などにおける応急歯科診療は終了するが，従来の所在地が被災により，その診療継続が，例えば火山噴火や津波などで困難になった場合，近隣の場所で歯科医療機関が再開できない場合には，仮設歯科診療所が設置される．

2）歯科保健活動

被災者の健康維持を目的とした歯科保健活動は，避難所などが開設され，それが長期間に渡る場合などに，生活環境が通常とは大きく異なるなかで体調を崩さないために必要とされる保健活動の一環である．歯科保健活動の目的は，齲蝕予防や歯性感染症予防もさることながら，有病者，高齢者，障害児者への口腔ケアの啓発，口腔筋のトレーニングや嚥下体操などを通じての誤嚥性肺炎の予防であり，介護予防事業であるともいえる．同時に，災害後の高齢者施設などにおいては，要介護者の定員を超えた受け入れがなされるうえに，被災により介護対応能力が減少し，通常提供されているケアの継続が困難な状況になる．近年は在宅療養者も増加傾向にあり，有病者，高齢者，障害児者などの災害時要配慮者に対する歯科口腔衛生に関する支援が必要であるかをアセスメントし，必要に応じて支援を行う必要がある．

3）災害時の連携の必要性

これらの地域支援活動を網羅的に継続していくためには，地域保健全体を包括している自治体の保健医療福祉担当部局との連携が欠かせない．発災時に迅速に情報収集して対応するためには，平常時より市町村保健センターや口腔保健センター，地域の保健医療福祉関係者などと，地域の歯科関係者が連携体制を築いていることが重要である．

また，特に高齢者の誤嚥性肺炎の発症にはサルコペニアとの関連も指摘されてきており，歯科という観点からかかわる場合，医師，看護師，薬剤師，栄養士，リハビリテーション関連職種，介護士，ケアマネジャー，地域包括ケアセンターなどとの密な連携が必要となる．

2　自治体の保健医療福祉体制における歯科

大規模災害下の急性期は，超急性期で一気に高まった被災者の救助・救急医療のニーズに対し，被災地外から保健医療福祉チームが派遣され，さまざまな救急援助物資も続々と搬入される．これによって輸送道路の渋滞や病院や避難所などへの救急搬送の遅延なども生じることが想定される．一方で，避難所生活者も瞬く間に増加し，なかには車中やテントなどの屋外避難者も増え，被災地内は上下水道や電気通信などのライフラインの停止が加わって，自宅や施設なども含めて水・食料・医薬品，そしてトイレなどの確保調整が難航し混乱が続く可能性がある．

このようななかで，救助活動により外傷系患者は次第に減少する一方，避難所等での感染症や食中毒の発生，トイレの衛生管理などの課題が浮上してくる．さらに，急性期から亜急性期にかけ，ライフラインや地域医療，交通機関などは徐々に回復してくるが，通常の保健

医療福祉が失われた被災避難生活の長期化に伴い，食品・環境などの生活衛生の欠如や身体的および精神的な災害ストレスによる歯科口腔を含む疾患の増悪や発生，車中避難者のエコノミークラス症候群の増加など，公衆衛生・保健医療への幅広いニーズが確実に拡大していく．

したがって，この急性期から被災者の保健医療・公衆衛生等のニーズを迅速に把握し供給できる体制の構築が問われてくる．しかも被災地内の人材や資源が不足することから，被災地外からの支援をどのように受け入れるかの受援体制をいかに迅速に構築するかが，その後の亜急性期から慢性期にかけての円滑な保健医療福祉を提供できる体制づくりへの大きな鍵となる．

特に被災生活での健康リスクを受けやすい有病者や障害児者，高齢者，乳幼児，妊婦などの要配慮者の保健医療福祉ニーズには，この急性期から対応できる体制構築が問われている．

もとより被災生活下での避難者の多くは，口腔衛生を維持する活動がしにくい状況で，歯科関係機関もダメージを受けていることもあり，ほかのニーズに圧倒されがちで，見過ごされてしまう可能性がある．しかも重篤な影響をきたす要配慮者のニーズの把握も遅れがちである．したがって，歯科はほかの保健医療福祉職種との連携のもとで，要配慮者への積極的なニーズの把握と支援提供ができる調整・体制の構築が重要な急性期の課題といえる．

1. 大規模災害時における保健医療福祉を総合調整する受援体制の構築

大規模災害が発生した場合，被災地の都道府県そして市町村は，発災後速やかに災害対策本部を設置する．この本部下に災害対策にかかる医療活動の調整を行うための本部も設置される．都道府県の医療調整本部では国と災害拠点病院等に設置されているDMAT調整本部と緊密に連携し，急性期以降にDMATを引き継ぐ医療チーム（救護班）への応援要請や派遣調整などが行われてきた．

各都道府県では，この医療チームの調整作業を交代制で担う災害医療コーディネーターを本部に，地域災害医療コーディネーターを保健所等に配置（事前委嘱）する体制整備を進めてきた．国は2016（平成28）年の熊本地震で医療活動と保健師チームなどの保健衛生活動との連携が不十分であった課題検証から2017（平成29）年7月に5部局長等連名の通知を，そして福祉との連携を含めた2021（令和4年7月）6部局長連名の通知[10]を発出し，都道府県に医療活動の調整機能だけでなく幅広く保健医療福祉全般の部署にまたがる「保健医療福祉調整本部」を設置するよう助言した．さらに被災地自治体の行う内部業務を補佐する災害時健康危機管理支援チーム（DHEAT）（平成30年3月20日発足：p.8参照）の派遣調整も当該本部で行うことも明記された．つまり，単に災害医療の調整にとどまらず保健活動，公衆衛生活動さらに福祉活動を含めた情報の整理，分析および共有による保健医療福祉活動全体をマネジメントする総合調整の体制整備が求められることになった．

したがって，都道府県では災害時の保健医療福祉活動を行う各チームの「連絡窓口」を

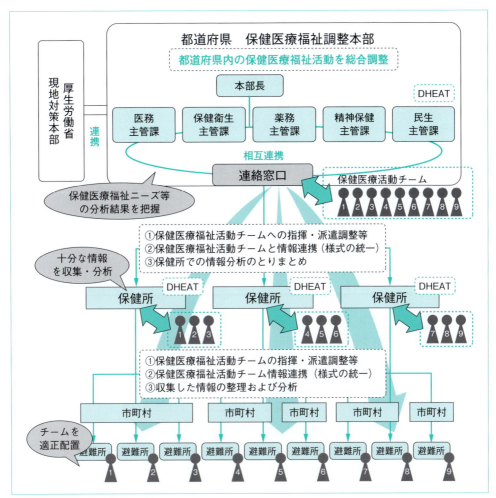

図 5-1　大規模災害時の保健医療福祉活動にかかる体制の整備
　　　　（平成 29 年 7 月 5 日 5 部局長連名通知改変）

設置し，出先の保健所も市町村と連携し，調整機能の一端を担い現地の保健医療福祉活動チームへの連絡および避難所等への派遣の調整を行うことなど，大規模災害に対応する受援体制の強化が推進されつつある．

　現在，当該窓口に歯科医師会を含む各関係機関の担当者も必要に応じて配置するなど，災害保健医療福祉活動の総合的な調整体制の整備が喫緊の課題となっている（図 5-1）．

2. ICT による情報共有基盤の整備

　阪神・淡路大震災以降，厚生労働省は災害時の医療機関の患者受け入れ状況や DMAT の活動状況を把握するため，都道府県，保健所，市町村，消防などネットワークで結ぶ広域災害救急医療情報システム（EMIS）を設置し，災害時救急医療の重要な情報共有ツールとして活用している．

令和6年能登半島地震に対する対応においては，厚生労働省から「災害時保健医療福祉活動支援システム（D24H）ディートゥエンティーフォーエイチ」の活用が周知された．D24Hは内閣府で研究開発が進められ2020年により活用されているシステムで，2025年度より厚生労働省で本格運用される．内閣府における"戦略的イノベーション創造プログラム（SIP）国家レジリエンス（防災・減災）の強化"においては，効果的な災害対応のために必要とされるさまざまな分野の災害情報をデジタル地図上に集約し，災害対応機関間で共有するシステムである基盤的防災情報流通ネットワーク（SIP4D）エスアイピーフォーディーが既に開発されており，D24Hはこれらと連携し，保健医療福祉分野すべてに，防災情報の配信，保健医療福祉情報の共有，支援活動に必要な情報分析を自動で行うシステムである．

3　ラピッドアセスメント（災害時迅速評価）と歯科口腔保健課題の把握

　ラピッドアセスメント（rapid assessment, rapid needs assessment：以下RA）とは迅速アセスメントや迅速評価ともよばれ，時間や手段，要員なども制約されるなかで支援に必要な内容や優先度を把握するための情報を迅速かつ効果的に収集し，評価することをいう．

　災害時の保健医療の課題を把握するRAには，全体概要を網羅するものから個々の課題別のものなどさまざまな種類がある．特に避難所や施設などの集団のRAとして避難所アセスメントシートが用いられているが，歯科口腔保健の課題把握はその集団全体のRAのなかに簡潔な1項目程度の位置づけとなっていることが多い．そこで，これらRAを歯科口腔ニーズの観点から，①歯科分野の内容が少しでも盛り込まれている集団全体の「生活全般」レベルのRA，②集団の課題別アセスメントとして歯科分野に絞って把握する「歯科・集団」レベルのRA，③個々人の歯科保健医療を把握する「歯科・個人」レベルのRAと3段階に分け，図5-2のように整理されている．

　特にこの集団の歯科口腔保健に絞り込んだ歯科・集団レベルのRAは「施設・避難所等歯科口腔保健ラピッドアセスメント票（集団・迅速）」と命名され，2016（平成28）年の熊本地震での歯科ニーズの把握に多数チームが共有し活用された（図5-3）．このように，広域大規模災害を想定しRA様式は，全国的な標準化・統一化が求められている．

　前項で紹介した2017（平成29）年5部局長等連名通知では，「保健医療調整本部および保健所が当該都道府県内で活動を行う保健医療活動チームに対し，避難所等での保健医療活動の記録および報告のための統一的な様式を示すこと」とした．その様式の参考例として医療活動の記録は「災害診療記録報告書」（平成27年）[1]，避難所の状況等は「大規模災害における保健師の活動マニュアル」（平成25年）[2]の様式も示された．その後，前者は「災害診療記録」（平成30年）[3]とJ-SPEED[4]（p.55参照）に，後者は「災害時の保健活動推進マニュアル」（令和2年）[5]の新様式（図5-4）に改訂されている．歯科保健・医療対策のチェック項目と症状（表5-2）や，歯科保健におけるフェーズ分類とその歯

	生活全般レベル（全体） 保健医療 共通の眼	歯科・集団レベル（集団） 公衆衛生歯科等 の眼	歯科・個人レベル（個人） 臨床歯科 の眼
迅速度	← 高		低 →
	避難所等 アセスメント票	歯科版 避難所等（マス） アセスメント票	歯科版 個別アセスメント票
目的	発災初期段階〜 医療・公衆衛生上のニーズを短時間で把握する	亜急性期以降の段階〜 潜在しがちな集団の歯科口腔保健のニーズを短時間で把握する	歯科医療や口腔ケア支援活動場面〜 個々の要援助者の課題分析や援助内容等の記録
情報 収集者	医療救護チーム員 自治体職員 （保健衛生系）	自治体歯科職員 歯科医療救護チーム員 保健師　等	歯科医療救護チーム員
提供先	現地災害対策本部・ 都道府県災害対策本部 （保健医療調整本部/ 地域災害医療対策会議）	現地災害対策本部・ 都道府県災害対策本部 （災害医療コーディネータ/ 歯科調整担当者）	サービス提供主体者（歯科保健医療救護チーム統括者），被援助者 （注：個人情報）
イメージ	避難所アセスメント票 水/水道 食事 電気ガス 毛布 暖房 衛生状況/トイレ 小児科ニーズ 精神科ニーズ 産婦人科ニーズ 歯科ニーズ 痛み/義歯/口腔衛生	歯科版 避難所アセスメント票 〈歯科関連環境〉 人数構成 Population （高齢者・障害有病者等） 水・洗口場 Environment 歯科医療確保 Dental support 口腔ケア用具 Supplies 〈歯科ニーズ〉 ・痛み症状 ・食物摂取/義歯 ・口腔衛生行動	歯科版 個別アセスメント票 G：全身状態 　 General condition S：口腔内症状 　 Oral symptoms F：食物摂取 　 Food feeding H：歯口清掃 　 Oral hygiene D：義歯 Denture O：その他 Others

図5-2　災害時の歯科口腔保健ニーズの迅速評価

科的問題点（表5-3），ライフステージごとの歯科保健活動のポイント（図5-5）などが示されている．

このようにアセスメントシートや記録類は多職種連携を推進するために，現在も調整が進められており，活動時に使用する統一書式を確認する必要がある．

そのうえで，歯科の標準アセスメントを含むこれらの共通様式を用いて把握した内容を，現地対策本部等を通じ保健所もしくは保健医療調整本部に報告し，他保健医療団体とも情報共有して連携した活動を展開することが求められる．

施設・避難所等　歯科口腔保健　ラピッドアセスメント票（集団・迅速）　　　日本歯科医師会統一版

避難所等の名称		避難所等の立地する市町村名	
評価年月日 曜日 時間	年　　月　　日（　） AM/PM　　時　　分ごろ	避難所等の連絡先	※ 必要時担当者氏名も記載
避難者等の人数 （夜間を含む、本部に登録されている人数）	人（　月　日現在）	情報収集法	※ 実施した方法をすべてチェック☑する □ 責任者等からの聞き取り 　（役職や氏名：　　　） □ 避難者等からの聞き取り 　（　　　　　　　人程度） □ 現場の観察 □ 支援活動等を通じて把握 □ その他（　　　　）
その内訳	a うち乳幼児（就学前）　（約　　人or%）, 不明 b うち妊婦　　　　　　（約　　人or%）, 不明 c うち高齢者（75歳以上）（約　　人or%）, 不明 d うち障がい児者・要介護者（約　　人or%）, 不明		
評価時に在所していた避難者等数	だいたい　　　人くらい（概数）		
記載者 氏名・所属 職種	氏名：　　　　所属： 職種：1 歯科医師　2 歯科衛生士　3 その他（　　）	記載者連絡先（携帯電話等）	

項目	確認項目（※確認できれば数値や具体的内容を記載）	評価	評価基準（参考）
（1）歯科保健医療の確保	a 受診可能な近隣の歯科診療所・歯科救護所・仮設歯科療所等 　1 あり, 2 なし, 9 不明 b 巡回歯科チームの訪問　1-① あり（定期的）, 1-② あり（不定期） 　2 なし, 9 不明	◎ ○ △ × −	歯科医療の受療機会： ◎ほぼいつでも可能、 ○3日に1回は可能、 △週に1回以下・困難、 ×不可能、−不明
特記事項			
（2）口腔清掃等の環境	a 歯磨き用の水　　1 充足, 2 不足*, 9 不明 　　　　　　　　 *（具体的に：　　） b 歯磨き等の場所　1 充足, 2 不足*, 9 不明 　　　　　　　　 *（具体的に：　　）	◎ ○ △ × −	うがい水and/or洗面所： ◎不自由ない、○おおむねあるが制限はある、 △特定の用途にのみ、または短時間使える状況である、 ×ない・使えない
特記事項			
（3）口腔清掃用具等の確保 ※主観的におおまかに	a-1 歯ブラシ（成人用）　1 充足, 2 不足（約　　人分）, 9 不明 a-2 歯ブラシ（乳幼児用）1 充足, 2 不足（約　　人分）, 3 不要, 9 不明 b 歯磨き剤　　　　　　1 充足, 2 不足（約　　人分）, 9 不明 c うがい用コップ　　　1 充足, 2 不足（約　　人分）, 9 不明 d 義歯洗浄剤　　　　　1 充足, 2 不足（約　　人分）, 3 不要, 9 不明 e 義歯ケース　　　　　1 充足, 2 不足（約　　人分）, 3 不要, 9 不明 ※ 不足物品を補充した場合は、ここに記載	◎ ○ △ × −	歯ブラシ（成人・乳幼児）、歯みがき、コップ、義歯ケース・洗浄剤 ◎90%以上が確保、○70〜90%、△40〜70%、×40%以下、−不明 （避難者数に対する割合）
特記事項			
（4）口腔清掃や介助等の状況 全体状況 ※主観的におおまかに	a 歯みがき　　　　　　　　1 していそう, 2 ほぼしていなさそう, 9 不明 b 義歯清掃　　　　　　　　1 していそう, 2 ほぼしていなさそう, 9 不明 c 乳幼児の介助　　　　　　1 していそう, 2 ほぼしていなさそう, 3 不要, 9 不明 d 障がい児者・要介護者の介助　1 していそう, 2 ほぼしていなさそう, 3 不要, 9 不明	◎ ○ △ × −	歯や義歯の清掃、乳幼児・障害・要介護者の介助 ◎90%以上が確保、○70〜90%、△40〜70%、×40%以下、−不明 （避難者数に対する割合）
特記事項			
（5）歯や口の訴え 義歯の問題 食事等の問題	※ 重なる場合は複数の項目に含めてください a 痛みがある者　　　　　1 いる（約　　人）, 2 いない, 9 不明 b 義歯紛失や義歯破折　　1 いる（約　　人）, 2 いない, 9 不明 c 食事等で不自由な者　　1 いる（約　　人）, 2 いない, 9 不明 　（咀嚼や嚥下の機能低下等による） ※ 要対応者の詳細情報（応急対応した場合はあわせて記載）	◎ ○ △ × −	痛みあり、義歯問題、食事不自由： ◎90%以上が問題なし、○70〜90%、△40〜70%、×40%以下、−不明 （避難者数に対する割合）
特記事項			
その他の問題	例）歯科保健医療に関するその他の事項、避難所のインフラ・衛生状況等に関する事項、医師や保健師その他チームに伝達すべき事項		

※ 書ききれない情報や関連情報は、特記事項欄に記入してください。
（　　　県・　　　県歯科医師会・　　　県歯科衛生士会）

標準 Ver4.1（202402）

図 5-3　施設・避難所等歯科口腔保健ラピッドアセスメント票（集団・迅速）

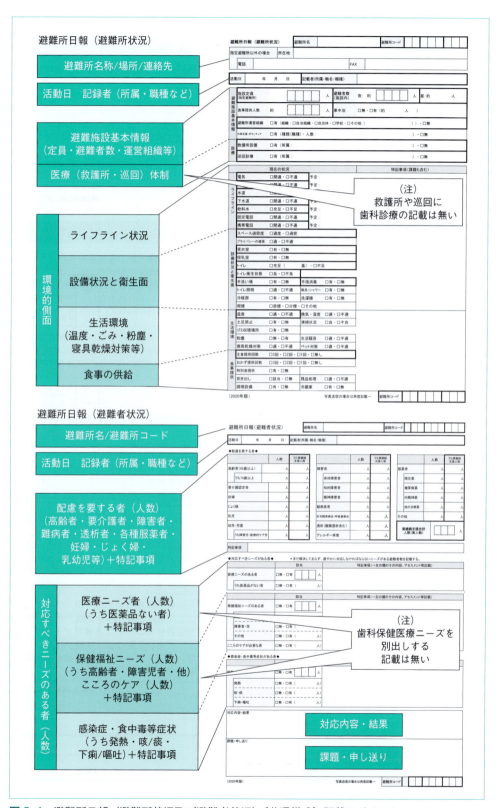

図 5-4　避難所日報（避難所状況及び避難者状況）［共通様式］記載のポイント
　　　（令和元年度日本公衆衛生協会・全国保健師長会「大規模災害における保健師の活動マニュアル」に追記）

表 5-2　歯科保健・医療対策のチェック項目と症状

	チェック項目
歯科保健・医療対策	□口腔衛生や口腔機能の低下に配慮が必要な対象者がいる（配慮が必要な者：乳幼児・妊婦・後期高齢者・障害児者・要介護者・糖尿病等の有病者） □飲料水・生活用水・洗口場所が不十分である □歯ブラシ・歯磨き剤，コップ，義歯洗浄剤，義歯ケースなど資機材が不足している □口腔清掃状況が不十分である □歯痛や口内炎を訴える者，食事摂取が不自由な者がいる □歯科診療所，巡回歯科チームなどの歯科保健医療体制がない

（災害時の保健活動推進マニュアル：令和2年日本公衆衛生協会・全国保健師長会）

表 5-3　歯科保健におけるフェーズ分類と歯科的問題点

フェーズ	時期（目安）	歯科的問題点	住民の声
0	発災〜24時間	・口腔衛生用品不足	・逃げるのに精一杯で義歯を持ち出せなかった ・義歯ケースがなくなった
1	24〜72時間以内	・歯科救護 ・義歯紛失 ・外傷等による歯牙損傷	・逃げる時に転んで顎を打って痛くて食べられない ・歯を磨きたくても水がない ・歯を磨くことを忘れていた　等
2	4日目〜1カ月	・口腔衛生状態悪化 ・義歯清掃管理不良 ・口腔機能低下 ・食事形態による食べ方支援が必要 ・感染予防 ・口腔ケア啓発	・支援物資に子ども用の歯ブラシが見つからない ・歯が痛いが診てくれる歯医者がいない ・歯を磨いていないので歯肉が腫れてきた ・口内炎が痛い ・水が冷たくて歯を磨きたくない ・予約していた主治医と連絡が取れない ・お菓子を好きなだけ食べるが，避難所で注意しにくい ・喉がよく渇いて痛い，ほこりが多くて咳がよくでる ・洗面所が遠いので行けない ・義歯を外した姿を他人に見られたくないので，入れたまま歯磨きをしている ・災害後一度も義歯を外していない　等
3	1カ月〜6カ月	・口腔ケア ・口腔機能向上支援の継続	・震災前は歯ブラシ・歯間ブラシで手入れをしていたが，災害後はする意欲がなくなった ・応急仮設住宅がかかりつけの歯科医院から遠いので通院できなくなった ・子どものむし歯は気になるが歯科診療所が遠い ・お弁当の冷たい揚げ物が固くて食べられない　等
4	6カ月〜	・継続した歯科健康相談・健康教育等	・地元の歯科診療所の診療が開始されたが，医療費のことが心配でなかなか受診できない ・応急仮設住宅からの交通機関が不便で，かかりつけだった歯科医院の受診は難しい ・予防は大切と思うが，今後の事が心配で歯を磨く意欲がなくなった　等

（災害時の保健活動推進マニュアル：令和2年日本公衆衛生協会・全国保健師長会）

4　アクションカード（AC）

　災害急性期は発災直後からの混乱を引きずることが多い．被災地での災害保健医療の業務量は多岐多様に膨れ上がり，参集できる人員も限られる．そのような体制のもとに支援

【個別・集団】

《個別》歯科保健指導 食事指導
→ 子どもや高齢者・要援護者等を中心に，むし歯・歯周病・誤嚥性肺炎予防などに関する情報を提供し，食事指導，口腔ケアの具体的な方法についてなどアドバイスします．

《小集団・集団》歯科保健指導 食事指導
→ 人数が多い場合は，対象別に小集団や集団を対象に指導を行います．
フェーズに応じた指導や避難所や施設の代表者から情報を得てテーマを絞って指導を行い，必要に応じて個別指導を行います．

【ライフステージ別】

《乳幼児》歯科保健指導 食事指導
→ 食べ物の支援物資の制限は厳しい現状があります．
また，仕上げ磨きにより子どもが泣く場合があり，仕上げ磨きをしないことが考えられます．短時間の仕上げ磨きの方法などをアドバイスします．

《児童・生徒》歯科保健指導 食事指導
→ 支援物資には菓子パンやお菓子なども多いため，間食指導・歯磨き指導により食生活の平常化を目指します．また，避難所では小集団を対象とした指導により，歯磨きの生活習慣が確立されることが期待されます．

《成人》歯科保健指導 食事指導
→ 糖尿病などの生活習慣病と歯周病の関係などの情報提供をします．薬を服用している方や災害により新たに薬を服用している方への支援も必要です．
舌苔の除去及び歯間ブラシなどの使用の継続の必要性についてもアドバイスを行います，

《高齢者》歯科保健指導 食事指導
→ 義歯の清掃・保管方法などが習慣化できるように分かりやすいリーフレットなどによりアドバイスを行います．また舌苔の除去や口腔機能を高めるための具体的な方法を指導します．さらに，口腔ケアが必要なこともあります．

《障がい児者》《要支援者等》歯科保健指導 食事指導
→ 掲示物やパンフレットなどを通じて，適切な生活習慣を取り戻せるように繰り返しサポートを行います．
また，継続して支援できるように関係者等に個別の状況説明を行います．

むし歯の発生・歯周病の悪化・口内炎・発熱・誤嚥性肺炎・インフルエンザ・風邪・環境悪化に伴う咳や喉への悪影響などの予防

図 5-5　歯科保健活動のポイント
（災害時の保健活動推進マニュアル：令和2年日本公衆衛生協会・全国保健師長会）

で参集した人員はマニュアルだけで迅速な把握が困難となる．慣れない地域や組織の中で具体的にどう動くのかを，現地のスタッフは支援者からいちいち聞かれることになり，ますます疲弊しかねない．そこで平常時にあらかじめマニュアル等から各種担当者の任務や行動を抜き出し，具体的な指示事項ごとに誰でもわかるよう1枚のカードにした指示書をアクションカード（AC）とよぶ（図 5-6，p.54）．

図 5-6　アクションカードの一例
A・B：メンバー用，C・D：リーダー用（災害歯研 Ver 2.0 2021-1020）

　ACは初期の対応に関して大いに効果を発揮する．なお，職員が集まり，時間的に余裕が出てきたら，情報収集・分析に基づいて作戦を練るという段階に入り，一般的にはACは不要となる．

B メンバー用 歯科保健医療支援アクションカード
福祉避難所・施設等　集団・迅速　アセスメント

日付　　年　月　日　曜日
歯科チームリーダー：　　　　（携帯：　　　　）

当日出発までに
- ☐ 情報・持参物・体調確認を行う
  1. 情報・持参物・体調確認

当日　メモ欄
- ☐ 医療対策本部に集合
  （ビブス・名札を着用し受付等へ挨拶）
- ☐ 医療対策本部にて全体会議に参加
- ☐ 歯科チーム会議
  （情報把握,チーム編成,本日の活動内容,申し送り事項の共有）
- ☐ 各チームに分かれ担当避難所に向かう

- ☐ 避難所へ到着
  ・リーダーが避難所責任者に許可を求めてから活動開始
  ・リーダーの指示によりアセスメント実施
  2. 避難所到着と任務実施を確認
  3. 避難者直接の聞き取り等の注意点

- ☐ 医療対策本部に集合
  4. 活動内容報告、翌日の段取り
- ☐ 医療対策本部にて全体会議に参加
- ☐ 歯科支援チーム会議
- ☐ 解散

1. 情報・持参物・体調確認
- ☐ 前回の活動内容・活動資料・災害支援マニュアルを持参
- ☐ 天候や交通状況（道路情報）の確認、熱中症対策など
- ☐ 持参物の確認
- ☐ 当日朝、体調確認（不良の場合はリーダーに連絡）
- ☐ 避難所の感染対策ルール厳守（マスクの着用、入室前の手指消毒など）
- ☐ メンバー間で連絡方法を確認（電話・メール・LINE など）

2. 避難所到着と任務実施
- ☐ 避難所責任者（担当者）にリーダーが挨拶（所属、名前、訪問目的の明示）
- ☐ 利用者（特に要配慮者）接触時の注意事項の確認
- ☐ 環境整備や掲示物の確認（特に要配慮者に必要な環境整備について）
- ☐ 活動内容を記録（できればその場で記入）
- ☐ 支援内容をリーダーに報告後、次の避難所へ移動

3. 避難者直接の聞き取り等の注意点
- ☐ 被災者への挨拶・聞き取りの目的と個人情報保護の確認
- ☐ 要介護者の場合、主たる介護者の確認
- ☐ 睡眠や排泄の問題がないか確認
- ☐ 環境観察や行動観察の実施
- ☐ 歯科保健関連のパンフレットなどを渡す
- ☐ 必要時は応急対応を行い、他職種とも連携

4. 活動内容報告、翌日の段取り
- ☐ 避難所別に集計して総括表を作成（PC 入力）し、リーダーに渡す
- ☐ 翌日以降への申し送り事項のとりまとめと申し送りノートに記入
- ☐ 報告書原本を支援用ファイル等にファイリング
- ☐ 物品整理

※個人の行動は、全て歯科支援チーム全体の責任となることを意識する！
（注意事項は Q&A 参照）

災害歯研 Ver2.0 2021-1020

D リーダー用 歯科保健医療支援アクションカード
福祉避難所・施設等　集団・迅速　アセスメント

日付　　年　月　日　曜日
現地歯科コーディネーター：　　　　（携帯：　　　　）

当日出発までに
- ☐ 情報・持参物・体調確認を行う
  1. 情報・持参物・体調確認

当日　メモ欄
- ☐ 医療対策本部に集合
  （ビブス・名札を着用し受付等へ挨拶）
- ☐ 医療対策本部にて全体会議に参加
- ☐ 歯科チーム会議
  （情報把握,チーム編成,本日の活動内容,申し送り事項の共有）
- ☐ 各チームに分かれ担当避難所に向かう

- ☐ 避難所へ到着
  ・リーダーは避難所責任者に挨拶する
  ・メンバーに役割を指示する
  2. 避難所到着と任務実施を確認
  3. 避難者直接の聞き取り等の注意点

- ☐ 医療対策本部に集合
  4. 活動内容報告、翌日の段取り
- ☐ 医療対策本部にて全体会議に参加
- ☐ 歯科支援チーム会議
- ☐ 解散

1. 情報・持参物・体調確認
- ☐ <u>現地歯科コーディネーターに、地元歯科医師会員の意向を確認</u>
- ☐ 前回までの活動内容・活動資料・災害支援マニュアル・アセス票を確認
- ☐ 天候や交通状況（道路情報）の確認、熱中症対策など
- ☐ 体調不良者発生時は、現地歯科コーディネーターと対策本部に報告し協議
- ☐ 持参物の確認と感染対策ルール厳守を指示（マスク着用、手指消毒など）
- ☐ <u>メンバー間の連絡方法を確認（電話・メール・LINE など）</u>
- ☐ <u>情報不足時には、アセス中に対策本部に滞在し情報収集することを検討</u>

2. 避難所到着と任務実施
- ☐ 避難所責任者（担当者）に挨拶（所属、名前、訪問目的の明示）
- ☐ <u>職員の被災状況と出勤状況の確認</u>
- ☐ <u>連携病院／診療所／歯科診療所および担当医の現状確認</u>
- ☐ アセスメント担当と振り分け等、および環境整備や掲示物の確認の担当を決定
- ☐ 活動内容を記録、またはメンバーに指示（できればその場で記入）
- ☐ アセス票の集計・記入漏れと総括表の記入漏れの確認
- ☐ 支援内容をとりまとめ、避難所責任者（担当者）に報告
- ☐ 忘れ物を確認し、次の避難所に移動

3. 避難者・関係者への直接の聞き取り等の注意点
- ☐ 被災者への挨拶・聞き取りの目的と個人情報保護の確認を指示
- ☐ 環境観察や行動観察の実施を指示
- ☐ 歯科保健関連のパンフレットなどを渡すよう指示
- ☐ 応急対応の内容等については、現地歯科コーディネーターと協議

4. 活動内容報告、翌日の段取り
- ☐ アセス票の集計と総括表の作成、PC 入力を指示
- ☐ 現地歯科コーディネーターに、総括表と地域診断を渡して報告
- ☐ 現地歯科コーディネーターと共に、活動計画を立案
- ☐ 翌日以降への申し送り事項のとりまとめや、報告書整理と物品整理を指示

※個人の行動は、全て歯科支援チーム全体の責任となることを意識させる！
（注意事項は Q&A 参照）

災害歯研 Ver2.0 2021-1020

---

5 J-SPEED と歯科保健医療活動記録

　大規模災害時には被災地に多数の医療支援チームが駆けつけることになる．これらの支援チームは現地の保健医療福祉調整本部等の指揮などに基づき活動を行うこととなるが，

活動内容の継続を現地当局が判断するために自らの活動報告を行う必要がある．しかし，従来は標準化された報告手法がなかったために，報告内容も十分活用されていなかった．

そこで，東日本大震災を契機に設置された「災害時の診療録のあり方に関する合同委員会」で標準化を提唱した災害診療記録の検討を受け，その診療概況を災害対策本部に伝え迅速な意思決定に資するシステムとして発展してきたのが，J-SPEED（災害時診療概況報告システム J-SPEED, Surveillance in Post Extreme Emergencies and Disasters-Japan version）である[4]．つまり「トリアージタグ」の内容を引き継げる共通の診療記録をベースに，異なる災害医療チームでも病名，症状，健康事象などの標準化した 21 項目を登録するシステムである．

J-SPEED は 2016（平成 28）年の熊本地震において初めて稼働し，災害対策本部による診療概況の把握に貢献した．また，当初フィリピンで活用した世界保健機関（WHO）は日本でも役立ったという実績を受けて，J-SPEED をベースに MDS（Minimum Data Set）という手法を開発し，2017（平成 29）年 2 月には国際標準として採用している．なお，現在，歯科においてもこの J-SPEED にならって標準化した歯科保健医療活動記録（災害時歯科共通対応記録）が検討され，2024 年の令和 6 年能登半島地震においては標準記録用紙と指定された[6]．

6 災害対策にかかわる保健医療福祉活動チームと多職種連携

被災都道府県災害対策本部の下に設置され，保健医療福祉活動の総合調整を担う保健医療福祉調整本部においては，保健所・DHEAT,「保健医療活動チーム」,DWAT，その

COLUMN

記録用紙の標準化

北原　稔

「災害時標準診療録」は，災害時に集まった医療救護班同士で密に連携でき，円滑に活動が展開されるためのものです．

東日本大震災の時には，多くの医療救護班が集まりましたが，それぞれが独自に診療記録をつけたため，連携や引継，集計などに問題が生じました．このため，日本集団災害医学会，日本救急医学会，日本診療情報管理学会，日本病院会，日本医師会の 5 団体で合同委員会を設置して作成されました．

歯科においても，東日本大震災では多くの支援が行われましたが，県や団体によって記録の書式が異なり，全体を集計し，地区ごとに比較するのは困難でした．このため，日本公衆衛生歯科研究会にて数回の検討会を開催して「避難所等歯科口腔保健に関するアセスメント票」を提案をしました．現在は「施設・避難所等歯科口腔保健ラピッドアセスメント票（集団・迅速）」となり，2016 年の平成 28 年熊本地震からは日本災害歯科保健医療連絡協議会の共通版とされています．

さらに平成 28 年熊本地震の振り返りから，「歯科保健医療救護 報告書（災害時歯科共通対応記録）」[4]の提案もなされ，2024 年の令和 6 年能登半島地震からは「歯科保健医療ニーズ調査・啓発・指導実施票（個別・複数）」とあわせて共通版となりました．

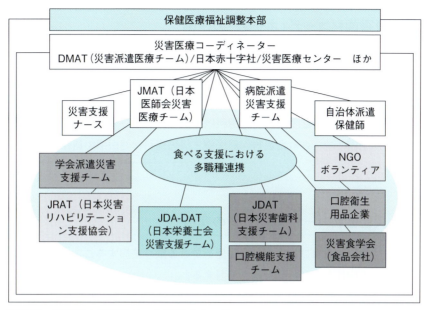

図 5-7 災害時の多職種チーム連携イメージ
(安井利一ほか編：口腔保健・予防歯科学 第2版. 医歯薬出版, 東京, 2023.

他の係る関係機関との連絡及び情報連携を行う．「保健医療活動チーム」には，DMAT，JMAT，日本赤十字社の救護班，独立行政法人国立病院機構の医療班，AMAT，JDAT，JDA-DAT，DPAT，JRAT，薬剤師チーム，看護師チーム，保健師チーム，管理栄養士チーム，その他の災害対策に係る保健医療活動を行うチーム等が含まれる．これらのチームは被災自治体や国からの要請を受けて被災地に派遣され，現地の保健所や市町村における保健医療福祉調整本部にて地域災害医療コーディネーターを中心に連携して支援を展開することが期待されている（図 5-7）．

歯科においては，日本歯科医師会が基幹事務局である災害歯科保健医療連絡協議会により派遣される JDAT が構築され，2024年の令和6年能登半島地震において派遣された．被災地域に人的・物的支援等を行い，地域歯科保健医療専門職により行われる応急歯科診療や避難所等における口腔衛生を中心とした公衆衛生活動を支援することを目的とし，地域行政や他職種と連携して活動する．

7 連携に向けてのコーディネート

1. 自治体における災害医療コーディネーターへの歯科医師の委嘱

全国の自治体で，災害医療コーディネーターおよび災害薬事コーディネーターが災害医療に関する計画に位置づけられ，またその養成が行われている．歯科について，「災害医療コーディネーター（歯科）」として委嘱している都道府県は半数に満たないものの，中には，保健所ごとに歯科も委嘱している都道府県もある．

2. 災害歯科コーディネーターの役割

　災害歯科コーディネーターは，自治体行政および関係機関（歯科医師会，医師会，病院，警察など）との連絡調整および情報共有にあたり，主に歯科医師会により指定される．被災地のさまざまな状況について情報収集および分析を継続的に行うことで歯科需要を把握し，被災地に必要な人材（歯科医療職種）および資機材，物資を円滑かつ確実に提供する．全国で統一された災害保健医療・災害歯科保健医療の研修を修了していることが望ましい．

3. 災害歯科コーディネーターの業務

①まずは災害および被災地の全体像をできる限り把握することで，求められる活動の行動の方向性および行動計画を検討する．
②次に支援活動（派遣）を実施する地域の状況を確認し，活動場所の安全性などをチェックしたうえで，派遣する職種および人数，資機材，交通手段などについて検討し手配する．
③支援活動が始まったら，1クールごとの活動内容を評価し，対応する．具体的には，チームやスタッフの疲労などにも注意をはらい，緊急性が高い歯科医療，保健活動および身元確認作業などが円滑に実施できているかを評価することで出動計画等を修正し，後続のチームに周知する．

4. 日本歯科医師会による人材育成

　日本歯科医師会は2012（平成24）年11月より，全国を7地区に分け，災害歯科コーディネーター研修会を開催し，人材育成に着手した．大規模災害時には，緊急を要する歯科医療から，被災者の医療支援および災害関連死の予防をはじめとする歯科保健対策まで，中長期にわたる対応が必要となる．歯科は発災直後のDMATのような養成された専門の医師チームの出動とは異なり，主に亜急性期以降，歯科医師会および大学などを中心とした出動が考えられる．とりわけ，口腔ケアは肺炎等の呼吸器感染症対策に極めて有効であり，巡回等による口腔管理を求められることから，避難所や被災者の状況や歯科医療機関の稼働状況などを把握し，被災地で支援活動を行うマンパワーや資機材などについて調整するコーディネート機能が必要となる．

　2018（平成30）年度からは，厚生労働省災害医療チーム等養成支援事業の一環として，全国の歯科専門職等を対象とした研修会の開催を担っている．2024年度には，JDAT基礎研修会（eラーニング），JDAT標準研修会（中央開催・地域開催），JDATアドバンス研修会，JDATロジスティクス基礎研修会を開催し，災害時に対応可能な人材の養成に努めている．

COLUMN

災害時要配慮者に対する多職種での「食べる」支援への取り組み

中久木康一

　多職種連携には共通ツールが必要であり、災害時も同様です．平常時の口腔ケアには歯科衛生士，歯科医師だけではなく，看護師，言語聴覚士，介護福祉士，ホームヘルパー（訪問介護員），介護支援専門員（ケアマネジャー），家族まで多くの専門職がかかわり，それぞれの現場で共有できる評価ツールが使われています．

　しかし、災害時に外部から支援が入った際に，外部支援者の評価方法が，その現場の平常時の評価方法と違う場合があります．このような場合，支援者同士で誤解などが生じる可能性があり，健康被害のリスクともなり得ます．

　また，災害時の高齢者や障害児者への中長期的な健康支援は，東日本大震災後に形成されたJRATを中心として行われるようになってきており，DWATとの連携も必要となります．長引く避難生活において健康を保つためには，多くの専門職が連携して長期的に関わることが必要であり，それぞれの支援のギャップや重複をなくし，迅速に必要な支援を提供し，生活の場が変わっても支援内容を引き継いで続けていくことが必要です．

　そのような連携や共有をスムーズにすることを目指して，2022年に日本災害医学会において災害時「食べる」連携委員会が設置され，災害時「食べる」連携研修コース（D-EATs）の構築に向けた試行コースを実施しています．また，どの職種でも個人の「食べる」課題の全体が評価できて適切な支援に結びつけられる標準アセスメント票や，支援する職種が変わっても口腔ケアの内容を引き継げる標準口腔ケア連絡票などの整備も検討しています．

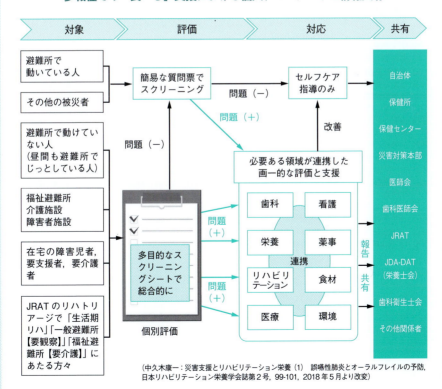

多職種での「食べる」支援における個人アセスメントと情報共有

（中久木康一：災害支援とリハビリテーション栄養（1）　誤嚥性肺炎とオーラルフレイルの予防，日本リハビリテーション栄養学会誌第2号，99-101，2018年5月より改変）

CHAPTER 5　災害時の歯科保健医療体制

5. 日本災害歯科保健医療連絡協議会

　日本歯科医師会でもこれまで多岐にわたる災害支援活動を実施してきた経験から，関係団体間の連携を強化するため，2015（平成27）年4月に「災害歯科保健医療連絡協議会」を設置した．

　その目的は，日本歯科医師会が基幹事務局となって，歯科関係団体同士の連携や災害対応に関する認識の共通化を図るとともに，各歯科団体独自の行動計画等の情報集約や共有を促し，有事に際して国や都道府県との連携調整を行い，被災地の歯科医療救護や被災者の歯科支援活動を迅速に効率よく行うことである．

　災害時の連携構築に向けて，各団体が策定している専門職種団体としての行動指針について，基本部分の共通化，被災地等における情報共有を正確かつ迅速に図るべき方策，平常時および災害時に情報および連携の核となるセンター機能の設置などの体制整備を進めながら，2022年3月にJDATを発足させた．

〈参考文献〉

1) 「災害診療記録2015報告書」2015（平成27）年2月，災害時の診療録のあり方に関する合同委員会
2) 平成24年度地域保健総合推進事業報告書「災害時の保健活動推進マニュアル」2013（平成25）年，日本公衆衛生協会・全国保健師長会
3) 「災害診療記録2018報告書」2018（平成30）年11月，災害時の診療録のあり方に関する合同委員会
4) J-SPEED情報提供サイトFAQ
　　https://www.j-speed.org/faq
5) 令和元年度地域保健総合推進事業報告書「災害時の保健活動推進マニュアル」2020（令和2）年，日本公衆衛生協会・全国保健師長会
6) 歯科保健医療救護の報告書，個別記録票（災害時歯科共通対応記録）：日本公衆衛生災害歯科研究会HP～記録表・資料
　　http://jsdphd.umin.jp/shiryo.html
7) 中久木康一，北原稔，安藤雄一編：災害時の歯科保健医療対策―連携と標準化に向けて―．一世出版，東京，2015．
8) 國井 修：災害時の公衆衛生．南山堂，東京，2012．
9) 厚生労働省医政局長通知：災害時における医療体制の充実強化について．医政発0321第2号，平成24年3月21日．
10) 厚生労働省大臣官房厚生科学課長，医政局長，健康局長，医薬・生活衛生局長，社会・援護局障害保健福祉部長：大規模災害時の保健医療活動に係る体制の整備ついて．科発0705第3号．医政発0705第4号．健発0705第6号．薬生発0705第1号．障発0705第2号，平成29年7月5日．
11) 内閣府：大規模災害発生時における地方公共団体の業務継続の手引き．平成28年2月
　　http://www.bousai.go.jp/taisaku/chihogyoumukeizoku/index.html
12) 内閣府：地方公共団体のための災害時受援体制に関するガイドライン．平成29年3月
　　http://www.bousai.go.jp/taisaku/chihogyoumukeizoku/index.html
13) 柳川忠廣ほか：日本歯科医師会災害時対策・警察歯科総合検討会議 大規模災害時の歯科医師会行動計画．日本歯科医師会，2010．
14) 柳川忠廣ほか：日本歯科医師会災害時対策・警察歯科総合検討会議 大規模災害時の歯科医師会行動計画 改訂版．日本歯科医師会，2013．
15) 田中 彰ほか：災害時の歯科保健医療対策．一世出版，東京，104-109，2015．
16) 石井 昇ほか：災害・健康危機管理ハンドブック．診断と治療社，東京，2-4，2007．
17) 「静岡県医療救護計画」2013年度版．静岡県．
18) 「浜松市医療救護計画」2016年度版．浜松市．

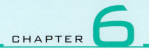

災害時の歯科医療

> **学習目標**
> ❶ 災害時の歯科医療支援・介入の目的を理解する．
> ❷ 災害時に必要とされる歯科医療の特徴を理解する．
> ❸ 災害時と平常時の歯科医療ニーズの違いを理解する．
> ❹ 災害時の避難所等における歯科診療に必要なものを理解する．

1 被災地における歯科医療の目的

　大規模災害により，被災地の地域歯科医療の多くが破壊されてしまう．被災地における歯科的な医療資源の不足や医療機能が低下するなかで，災害後も生きる力を支える医療として継続させるための適切な支援により，被災者の口腔の健康の維持を図り，全身の健康に貢献することが災害時の歯科医療の目的である．そして，災害支援の最終目標は，被災地に地域歯科保健医療を取り戻すことであることを常に意識して対応することが必要である．

2 被災地における歯科医療の回復に向けて

　被災地の歯科医療を回復するための流れを図6-1のような時系列で示すことができる．

1. 歯科医療救護支援

　大規模災害発生直後の迅速な初期対応は，発災直後の超急性期や急性期には，JMAT（日本医師会災害医療チーム）や医科・歯科合同医療チームに帯同する，主に外部からの病院勤務の歯科医師や外傷に対応可能な口腔外科を専門とする歯科医師らによる緊急の歯科医療救護が行われる．
　2016（平成28）年の熊本地震においては，JMATに帯同する歯科医師らが近隣県から派遣され，医科・歯科合同のチームで支援活動を行った．
　歯科医療救護チームは，移動歯科診療車や歯科用ポータブルユニットにより，避難所や福祉避難所，高齢者施設などにおいて緊急的ではあるが戦略的に歯科医療を提供する（図6-2）．また，震災の規模によって発令される災害救助法の適応により行われる支援もある．

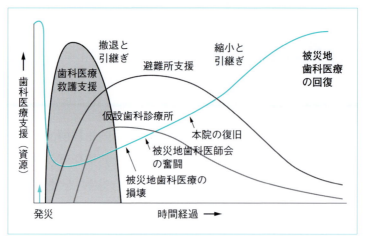

図 6-1 歯科医療支援の概念図

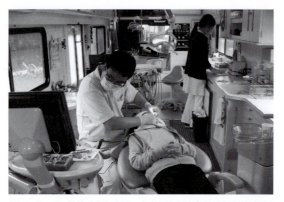

図 6-2 移動歯科診療車（岩手県岩泉町国民健康保険歯科診療所）

　その後は，仮設歯科診療所の立ち上げや診療所の復旧とともに歯科医療機能が回復するのに従い，地元の地域医療関係者に引き継ぐことになる．

2. 巡回歯科診療

　被災地では，ポータブル診療ユニットによる避難所などでの巡回歯科診療や，移動歯科診療車による巡回歯科診療を行うこともある．場所を移動できるため避難所間を移動できる機動力がある．
- 宿泊施設のない被災地と災害対策本部を往復できる利便性がある（図 6-3, 4）．
- 移動診療車内には，歯科診療用ユニットやエックス線撮影装置などの設備を有し，通常の診療が可能である．
- 保健所・厚生局医療施設認可を取得し，定点歯科診療所として，歯科医療救護支援の中核として活躍することができる．

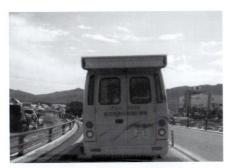

図 6-3 被災地を巡回する移動歯科診療車

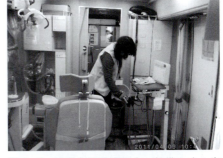

図 6-4 移動歯科診療車内の整備をする歯科衛生士

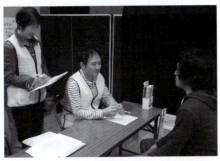

図 6-5 仮設住宅隣接体育館での歯科医師・歯科衛生士による歯科相談

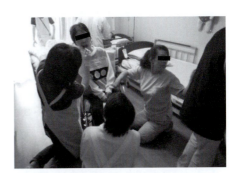

図 6-6 高齢者施設における歯科衛生士による口腔ケア

3. 口腔ケア支援

　初期の緊急的な歯科医療チーム派遣時期から中長期にわたる避難生活者への対策として，避難所を中心に歯科医師会や歯科大学などからの口腔機能支援チームが派遣される．

　その目的は，呼吸器感染予防，特に誤嚥性肺炎による震災関連死の防止などである．具体的には避難所・応急仮設住宅などの歯磨きができる環境や歯ブラシ・義歯洗浄剤の充足度の確認，水不足で歯磨きや義歯を洗浄していない人への支援などの口腔衛生行動が主となる（図 6-5）．

　この活動を実施する前には，「避難所等歯科口腔保健標準アセスメント票」（現「施設・避難所等歯科口腔保健ラピッドアセスメント票（集団・迅速）」日本歯科医師会統一版；p.50 参照）を用いて調査分析し，本部コーディネーターが計画し，適切な支援活動が継続的に行われる．

　また，専門的な口腔清掃や歯科保健指導を教育された歯科衛生士は，歯科医師の目の届かない避難所内や高齢者を対象にその専門知識と技術を発揮することが求められる．さらに，福祉避難所や高齢者施設においては，他職種の従業員に対しての口腔清掃指導法の伝達や衛生環境の指導も必要である（図 6-6）．

4. 仮設歯科診療所

仮設歯科診療所は，地域歯科医療の速やかな復旧等の対応として，行政や地元歯科医師会と相談・検討しながら安全な地域に設置する．その際，避難所の一部のスペースに簡易的に設置される場合や，中期的に地元の歯科医療体制を確保するために，プレハブ等を設置する場合もある．

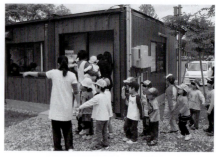

図6-7 仮設歯科診療所（岩手県宮古市田老地区）

仮設歯科診療所は，急性期で被災地支援が行われた医療救護や口腔機能支援チームからその業務を引き継ぎ，町の復興整備とともに，歯科医療機能の回復を図る意義がある．

東日本大震災においては，国の被災地域医療確保対策緊急支援事業として，県が仮設歯科診療所を整備し，これを被災した医師・歯科医師や市町村などに貸付け，運営を行った（図6-7）．

3 平常時の歯科治療との違い

平常時の歯科治療との違いは，災害時の歯科治療が，被災地域の歯科医療が取り戻されるまでの，応急的な治療であることである．したがって，可及的に1回の処置で，主訴が改善されるように治療がなされ，可能であれば印象採得などの間接的な補綴修復処置は避けるようにしたい．

また，少ない時間で診査を行うため，簡単な問診票の利用や被災者に寄り添う献身的な優しさ，表情，言葉遣いが重要で，日頃からのコミュニケーション力を磨いておくことが重要である．特に避難所では，診療室のように資機材や材料が調ってはいないため，臨機応変に代替材料の利用や除痛法，簡便な修復などの処置ができる経験も積んでおくことが大切である．

4 災害時の歯科保健医療

被災地域においては，停電や断水，診療機器の損害や故障で，診療機能が不能に陥っている場合がほとんどである．材料不足，水・電気・ガスなどの供給停止などライフラインが寸断された状態を想定した準備が必要である．それには通常の訪問歯科診療の考え方が有効なことが多い．

1. 歯科用ポータブルユニット

可搬性と簡便性，機能性を兼ね備えた訪問歯科診療用ポータブルユニットは，災害時に有効な診療器材であり，電気を確保すればどこでも巡回応急歯科診療が可能になる．

また，技工用エンジンも義歯の調整には欠かせない歯科器材であり，特に蓄電池式エンジンは，電気のない急性期の避難所では威力を発揮する．

2. 歯ブラシ・歯磨剤

災害時には，市販されている歯ブラシや宿泊施設に置かれている簡易的な歯ブラシ・歯磨剤が，迅速に全国から支援物資として避難所に配布される（図6-8）．歯科医療従事者は，長期化する避難者の口腔清掃環境の整備とともに，適切な口腔清掃用具等の確保と指導助言が求められる．

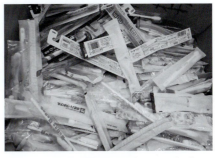

図6-8　早期に避難所に配布された歯ブラシ

年齢，歯列に応じた歯ブラシの選択や歯肉炎に対する軟らかめの毛先の選択，歯間ブラシのサイズなどの補助的清掃用具の選択配備，あるいは間食や飲料摂取に対する歯科的支援やフッ化物配合歯磨剤の使用方法など避難所環境に応じた適切な指導を行う．

3. 義歯清掃用具

避難所では不慣れな共同生活を強いられていることから，義歯の着脱に抵抗を覚え，水不足や義歯清掃場所の不足などの悪条件から，義歯装着者の口腔衛生環境の悪化が多く認められる．

そのために東日本大震災や2016（平成28）年の熊本地震の支援活動においても，義歯用ブラシや義歯保管ケース，義歯洗浄剤の支援配備の重要性と歯科衛生士による専門的口腔清掃指導の重要性が改めて認識された．

4. 即日義歯

災害時に普段使用している義歯を紛失・破損した避難者は，食事がとれずに栄養状態の著しい低下や楽しい食事の維持が困難となり，避難所でのQOLの低下が認められるようになる．

そのため，暫間的な有床義歯を早期に製作することにより，被災地の歯科診療所が復旧するまでの期間を考慮した義歯の設計で，可及的速やかに即日義歯が供給されることが望ましい．現場で製作する暫間義歯であり，即日に印象から完成させる1回法と，1回目で

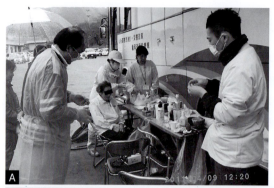
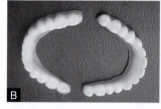
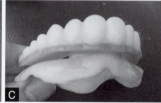
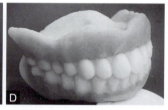

図 6-9 屋外での義歯の治療
A：小雨が降る中での治療の様子，B：歯列弓，C：基礎床への固定，D：基礎床が粘膜面，常温重合型レジンが研磨面の完成した暫間義歯

咬合採得まで行い，2回目で装着する2回法がある．

製作方法は，通常の既製トレーにてアルジネート印象材を用いて印象採得を行う．その後作業用模型を製作して，トレー用レジンにて基礎床を製作，これをそのまま完成義歯の義歯床として用いる．

あらかじめ常温重合型レジンにて製作しておいた大きさの異なる歯列弓を上下各組準備しておき，患者に合わせて咬合状態と審美性を考慮した咬合採得を行うが，その際には歯列弓をワックスや常温重合型レジンにて基礎床に固定を行う．

次に人工歯の固定を終えた義歯を口腔外に取り出し，常温重合型レジンで筆積法や混和法により研磨面を製作する．必要な場合は，粘膜面に粘膜調整剤や軟性裏装材を適用して適合を図ることもあるが，患者の義歯清掃行動やかかりつけ歯科医への受診期間を考慮することも必要である．

このように現地での即日義歯製作は，一般的に普及している材料で簡便に製作できることが望ましく，歯科技工士との連携も重要である（図 6-9）．

また，患者の QOL を考慮し，かかりつけの歯科医院が復旧した時点において，従来の手順による義歯を製作してもらうことが患者の口腔内の状態や義歯のメインテナンスに有効であると考えられ，患者への指導も行うべきである．

〈参考文献〉
1) 中久木康一ほか：災害時の歯科保健医療対策．一世出版，2015，82-84，86-89，163-165．
2) 厚生労働省：医療施設等災害復旧費補助金要綱．一部改正厚生労働省発医政 0930 第 1 号，3-5，2016．
3) 岩手県歯科医師会：岩手県歯科医師会報告書 2011.3.11 東日本大震災と地域歯科医療．111-115，119-121：2012．
4) 大黒英貴：大規模災害と歯科医師会．日本歯科医師会雑誌，67（2）：42-46，2014．
5) 石井正三ほか：緊急時総合調整システム Incident Command System（ICS）基本ガイドブック 第2版．日本医師会，22-64，2014．

CHAPTER 7

災害時の歯科保健

学習目標
1. 災害時の口腔ケアの必要性について説明できる．
2. 災害時の口腔ケアの特徴と方法について理解する．
3. 口腔ケアのフェーズについて理解する．
4. 要配慮者への対応について理解する．
5. 長期的な保健活動の必要性について理解する．
6. 災害関連死の軽減に向けた歯科からのアプローチについて理解する．

1 災害時の口腔ケアの必要性

1. 災害時における健康被害

　災害による死亡は，直接死と関連死（災害関連死）に分類される．直接死は，家屋の倒壊，火災，水難など災害による直接的な死亡であり，関連死は災害後の避難生活のストレスや疲労，環境の変化などによって持病の悪化もしくは新規に発症した疾病（災害関連疾病）による間接的な死亡をさす（p.68，COLUMN参照）．

　1995年1月17日に発生した阪神・淡路大震災においては6,434人が死亡した．兵庫県では死者6,402人のうち直接死が86％（5,483人）を占め，最も多かった死因は窒息・圧死（72.6％）であった．ついで外傷性ショック（7.8％），焼死（7.4％），頭頸部外傷（3.1％）と続いた〔阪神・淡路大震災の死者にかかる調査について（平成17年12月22日記者発表）—兵庫県ホームページ https://web.pref.hyogo.lg.jp/kk42/pa20_000000016.html〕．一方，関連死は900人以上が認定され，その死因は肺炎（24.2％），急性心筋梗塞（10.3％），脳血管疾患（9.1％）の順であった（図7-1）．関連死における死因の上位は，大規模災害ではほぼ同じ疾患であるが，車中泊による避難が多かった災害〔新潟県中越地震（2004年），熊本地震（2016年）〕においては，エコノミークラス症候群が多く認められる．

　災害関連死は，災害がなければ救えた可能性があり，「防ぎえた災害死（p.33参照）」とも称されることから，あらゆる災害において関連死を発生させない努力が求められる．それはすべての医療従事者にとって災害時の大きな使命のひとつである．

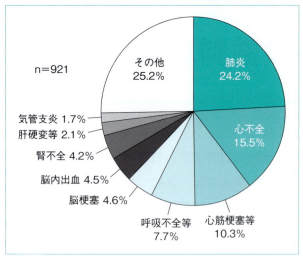

図7-1 阪神・淡路大震災における関連死死因別割合（％）
（2004年5月14日付 神戸新聞朝刊より作成）

2. 災害関連疾病の発生要因

　災害関連死および災害関連疾病は，避難所，仮設住宅の生活環境や医療提供体制などが影響していると考えられている．災害時にはストレスや脱水，服薬コンプライアンス*の低下などによって高血圧症，糖尿病の増悪や新規発症が認められるが，それらに加えて，血液凝固能の亢進，生活不活発による廃用，画一的な食事（高炭水化物・低たんぱく質）など多くの要因が交絡して発生する．

COLUMN

災害関連死

足立　了平

　災害関連死（追加認定）は，以下の総務省通達によって定義されています．
　「災害発生後疾病により死亡したもののうち，その疾患の発生原因や疾病を著しく悪化させたことについて，災害と相当の因果関係があるとして関係市町村で災害による死者とした者」【総務省消防庁災害対策本部「阪神・淡路大震災について」第106報：2002年12月26日】
　災害関連死は，阪神・淡路大震災で初めて導入された災害死の概念であり，900人以上が認定されました（兵庫県は919人，他府県は非公開）．新潟県中越地震では52人，東日本大震災では3,774人が認定されています（2021年3月31日現在，復興庁発表）．いずれも高齢者が90％以上を占めます．
　災害関連死は，原則として市町村単位の災害弔慰金判定審査会等において認定されるため，標準化された認定基準が存在しないこと，家族からの申請がなければ審査対象とならないこと，疾患内訳や人数を公表しない自治体があることなどから正確な人数の把握および詳細な原因分析は困難です．

用語解説

* **服薬コンプライアンス**：患者が薬剤を規定どおりに服薬すること．

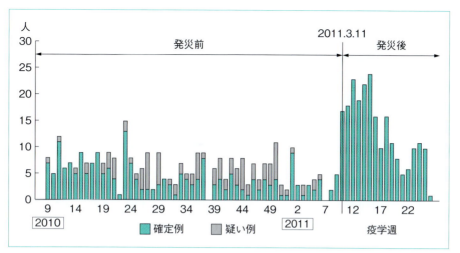

図7-2 東日本大震災発災前と後の肺炎による入院患者数および死亡数（気仙沼市内3病院）
（Hisayoshi Daito, et al.：Impact of the Tohoku earthquake and tsunami on pneumonia hospitalisations and mortality among adults in northern Miyagi, Japan：a multicentre observational study Thorax Online First, published on February 19, 2013 より改変）

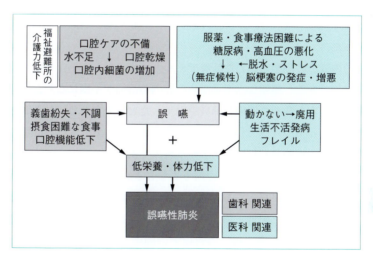

図7-3 災害時肺炎の成因

　災害関連死で最も多い原因疾患である肺炎は，災害時には明らかに増加する（図7-2）．平常時の肺炎罹患者よりも高齢者の割合が多いことから，災害時に増加する肺炎は誤嚥性肺炎であると考えられている．そして，その発症には多くの因子が関わっている（図7-3）．

3. 災害時に増える歯科疾患

　災害時の歯科疾患に関する資料は少ない．阪神・淡路大震災で実施された歯科医療支援のデータ（表7-1）からは次のような特徴が認められる．

表7-1 阪神・淡路大震災時と平常時の歯科疾患分類の比較

	平成5年患者統計 ×1,000人（％）	阪神・淡路大震災 n＝4,269人（％）
歯牙疾患	815.1* (64.8)	1,765 (41.3)
歯周疾患	133.8 (10.6)	414 (9.7)
歯性感染症	32.2 (2.6)	511* (11.9)
粘膜炎（口内炎）	0.0 (0.0)	54* (1.3)
外傷	4.1 (0.3)	85* (2.0)
義歯関連疾患	253.6 (20.1)	1,329 (31.2)
その他	20.1 (1.6)	111 (2.6)

* $p<0.01$

（兵庫県病院歯科医会：阪神・淡路大震災と歯科医療．神戸，1996．）

①歯性感染症，粘膜炎（重症口内炎）が増加する．
②義歯の需要（紛失，破損）やトラブル（潰瘍形成）が増加する．

以上より，災害時には口腔内は汚れて微生物が増加し，なおかつ体力（免疫力）が低下していたことが推察される．特に高齢者では発災後2週間以内に粘膜炎（重症口内炎）が多発した．

災害時の肺炎の病態が誤嚥性肺炎であると考えられるため，その直接的な原因は口腔内細菌の増加である．極端な水不足から口腔内の清掃が不備になり，免疫力の低下した高齢者が細菌を含んだ唾液を誤嚥し肺炎を発生したと考えられる．したがって，災害時の肺炎の予防にはガイドライン（『成人肺炎診療ガイドライン2017』）に基づいた口腔内細菌のコントロールを目的とした口腔ケアが不可欠である．

さらに義歯は嚥下を補助する役割をもつことから，特に総義歯の紛失は誤嚥につながり，肺炎発症の誘因になったと思われる．避難所は寒く（あるいは暑く）提供される食事は画一であるため，高齢者・障害児者にとっては過酷な生活の場となる．物資が行き届かず，食糧事情も劣悪な発災後2カ月ほどの間に，予備力のない高齢者が亡くなっていったと推察される．「災害時の口腔ケア」は，齲蝕や歯周病の予防ではなく高齢者等の肺炎を防ぐための手立てであり，多職種の連携による「命を守るための総合的なケアの一環」として位置づけなければならない．被災地におけるすべての高齢者等を「肺炎の予備群」ととらえ，口腔ケアの重要性を広く啓発し発症を予防する視点が必要である．

そのためには，防災グッズに口腔ケア用品を入れることや災害時の肺炎予防には口腔ケアが重要であることを平常時から啓発しておく必要があり，国民や行政，医療，福祉関係者に対して，高齢者への口腔ケアは「肺炎から命を守るケア」としての意義が大きいことを強調しておかなければならない．

災害時は平常時とは異なり，生活環境が劣悪になるうえに，長期にわたって地域の保健・医療が量，質ともに低下する．このような環境下では，疾病が発生しやすく回復しにくい状況になり災害関連死を増加させる一因になる．したがって，被災地内の保健・医療提供体制の早期復旧とその間の外部支援体制の充実が重要である．

2 災害時の口腔ケアの特徴と方法・健康教育の実際

1. 災害時の口腔ケアの特徴

　災害時は水不足や食生活の変化により口腔衛生状態の悪化・口腔機能の低下が起こる．災害関連疾病でもある肺炎の発症を防ぐための口腔ケアは早期から継続して取り組む必要がある．

　避難所では生活リズムが変化するとともに，体を動かす活動が少なくなり，そのため健康であった人が虚弱になり，支援が必要になることがある．また，食事が非常食で「不足している」，「食べにくい」などの問題で，栄養状態が悪化し生活自立度が下がることも考えられる．災害時に食べることのできる口を支える口腔ケアは重要である．

2. 清掃用具や水が不足しているときの口腔ケア

　口腔ケア用品がない・不足している．また，ライフラインが切断しているため水がない，飲み水が貴重なため，歯を磨くのに水を使うのが難しいということがあり，口腔清掃ができずに口腔衛生状態が悪化する．長期間そのような状態が続くと，齲蝕の多発や歯周病の増悪などが起こる．そこで早期から口腔ケアができるように清掃用具を配布する．また，ケアの必要性を説明し，水が少なくてもできるケア方法を指導することが重要である（図7-4）．早期に避難所にポスター・リーフレットなどで啓発することができる．

3. 避難所における衛生環境の問題への対応

　避難所では，「避難者に対して洗面所の数が少ない」，「洗面所の場所が遠いため使いにくい」，「高齢者にとっては洗面所までの移動が難しくケアができない」などの理由で口腔ケアが困難になることがある．避難所の管理者などに環境改善を申し入れるとともに，洗面所に行かなくてもできるケア方法を紹介し，リーフレットなどを配布し重要性を伝えることが大切である（図7-5）．

- 歯磨剤は使わず，歯ブラシで磨く．使用した歯ブラシはティッシュペーパー等で拭く．
- 歯ブラシがない時はガーゼ，ウエットティッシュなどを指に巻き付け，汚れを拭き取る．
- うがいの水は少量（20～30mL）で数回に分けて行う．
- 食事時のお茶を飲む時にうがいを行う．
- 水で薄めないタイプのデンタルリンスがあればそれでうがいをする．
- うがいはぶくぶくうがいを行う．
- 口の動きが悪くなると食物残渣が残りやすい．よく噛んで口を動かすことも重要．

図7-4　水がない・水が不足している時のお手入れの工夫

図 7-5　水がない・洗面所が遠い場合の口腔健康管理・リーフレット一例
（日本歯科衛生士会：https://www.jdha.or.jp/health/topics7.html）

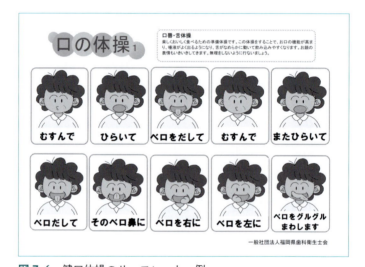

図 7-6　健口体操のリーフレット一例
（福岡県歯科衛生士会：http://fukuoka.jdha.or.jp/about/health5.aspx）

4. 集団に対する啓発活動・健口体操

　口腔機能維持や口腔乾燥予防のために，「よく噛んで食べる」，「会話をする」など口を動かすことが大切である．集団で行う口腔の体操は，説明を加えながら，集団に合ったペースで大きな動作で行う．呼吸や声を出すことも含め，食事の前に準備運動として行うとよいことも伝える．視覚に訴えるパンフレットや媒体を準備し，セルフケアとして継続してもらうように指導する（図 7-6）．災害発生から時間の経過とともに，口腔のトラブル内容も変化するため，その時期に必要な情報をタイムリーに提供することが必要である．

5. 多職種と連携した口腔ケア

災害時の口腔ケアは重要ではあるが，極度の緊張や不安の中で，口腔の問題は後回しになりやすい．特に自分で訴えることが困難な人の声が届くのに時間がかかってしまう．災害時でも「食べることを支える」ために，多職種の連携・協力が必要である．

1) 口腔の問題の発見

被災者の全身の健康について把握・指導している保健師，食事指導を行っている栄養士，メンタルヘルスケアを行う臨床心理士，医療の必要な人に対応する看護師など支援にかかわる多くの職種が口腔に関する情報を得る機会がある．

2) 口腔衛生管理

福祉避難所等で，口腔清掃のセルフケアが困難な人の場合，口腔ケアの必要性だけでなく，方法や頻度についても説明し，口腔衛生管理をどのように継続していくか，家族や介護スタッフ，ケアマネジャーなどと相談する．

3) 口腔機能管理

咀嚼に問題がある人については，栄養士と連携し，食べることができる食形態やその調理方法について検討することができる．また，嚥下評価や訓練方法など言語聴覚士と相談することができる．対象者の「食べる」ことを支えるために職種間の情報交換を行う必要がある．

3 災害時の口腔ケアのフェーズと優先すべき対象者

1. 口腔ケアを届ける優先順位

被災して機能を失った病院から搬送された入院患者に対するケアや，要介護高齢者のケアは，一時的に絶たれることで致命的な事態になる可能性があり，継続されなければならない．

しかし，病院避難などの搬送を受け入れた医療機関や，要介護高齢者を受け入れた福祉避難所などにおける，ケアの需給バランスは大きく崩れると考えられる．

一般に，避難所での口腔ケアは啓発活動が報道されるため，それらがイメージされることが多いかもしれないが，超急性期には特にハイリスクの人々に対するケアが届いているかどうかを確認して，対応していく必要がある（表7-2）．

2. 口腔ケアが優先的に必要とされる対象者—災害時要配慮者とは—（図7-7）

災害時要配慮者については，災害対策基本法の第8条に「高齢者，障害者，乳幼児等特に配慮を要する者に対する防災上必要な措置に関する事項」と定められ，具体的には「必要な情報を迅速かつ的確に把握し，災害から自らを守るために安全な場所に避難するなどの災害時の一連の行動をとるのに支援を要する人々」をさすと，2006（平成18）年の「災害時要援護者の避難支援ガイドライン」に記載されている．しかしながら，東日本

表 7-2　災害時の口腔ケアのフェーズ

時期	対象	場所	問題点	内容	対応者
超急性期～急性期	有病者	病院	易感染性	徹底した個別口腔ケアの提供	看護師 歯科衛生士 歯科医師 など
超急性期～中長期	要配慮者	福祉避難所/高齢者・障害者施設	介護力ダウン ライフラインダウン	個別口腔ケア・指導 口腔ケア用品の提供	歯科衛生士 歯科医師 言語聴覚士 介護福祉士 など
		在宅	孤立（情報不足，交通手段不足）		
急性期～慢性期	一般	避難所	環境の不備（洗面所，うがいの水など）	口腔ケアの啓発 口腔ケア用品の提供	歯科衛生士 歯科医師 保健師 など
慢性期～中長期	一般 要配慮者	応急仮設住宅 災害公営住宅	孤立（情報不足，交通手段不足）	口腔ケアの啓発 口腔機能の維持・向上	歯科衛生士 保健師 など

（中久木康一著：歯科医院の防災対策ガイドブック．医歯薬出版，2014．より改変）

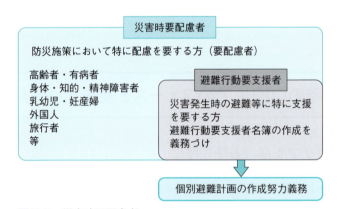

図 7-7　災害時要配慮者
〔平成 25 年 6 月災害対策基本法改正，および個別避難計画の作成努力義務化（令和 3 年 5 月災害対策基本法改正）〕

　大震災における障害児者の死亡率は 2.06％と，総人口に対する死亡率が 1.03％であったのに対し 2 倍と高かったことが，NHK の取材調査で報告されている．

　「避難行動要支援者」は，2013（平成 25）年改正の災害対策基本法にて「当該地区に居住する要配慮者のうち，災害が発生し，又は災害が発生するおそれがある場合に自ら避難することが困難な者であって，その円滑かつ迅速な避難の確保を図るため特に支援を要する者」と定義され，市町村に対し，個別避難行動計画を定めた「避難行動要支援者名簿」の作成が義務化された．条例の制定などにより，この情報を本人の同意なく提供・活用することが可能となるが，平成 30 年 7 月豪雨においては，岡山県真備町で亡くなった 51 人のうち 42 人（82.4％）が「避難行動要支援者名簿」に掲載され，このうち 34 人（81.0％）の名簿が地域の民生委員などに提供されていた（NHK）．名簿の作成と情報共有のみならず，具体的な避

難行動の作成が必要であることから令和3年5月の災害対策基本法の改正により,避難行動要支援者ごとに「個別避難計画」の作成が市町村の努力義務とされた.

令和6年4月の内閣府・消防庁による調査では,「避難行動要支援者名簿」は対象1,722市区町村の全てで作成済みであり,うち94.4%（1,626）において平常時から名簿情報が提供されていたが,その名簿提供者の割合は40.3%であった.また,避難行動要支援者に対する「個別避難計画」の策定は91.8%（1,681）において着手されているものの,その半数以上の883市町村における策定率は20%以下であり,個別避難計画に関わる訓練が実施されているのも290市町村（16.8%）に留まっていた.

3. 避難所での生活が困難な人―福祉避難所とは―

1995（平成7）年の阪神・淡路大震災の後に災害関連死の要因として劣悪な避難所環境で高齢者が生活することがとりあげられ,「災害救助研究会」（厚生労働省,平成7年）が,「大規模災害における応急救助のあり方」において「福祉避難所の指定」を初めて報告し,必要性が認識された.しかしながら2004（平成16）年の風水害においても高齢者の逃げ遅れが問題となり,内閣府が検討会を設置,2006（平成18）年に「災害時要援護者の避難支援ガイドライン」の中で「福祉避難所の設置・活用の促進」,「福祉避難所とは,要援護者のために特別の配慮がなされた避難所」などと記載された.2007（平成19）年の能登半島地震以降,福祉避難所が設置されるようになったが限定的であり,2008（平成20）年には内閣府より「福祉避難所の設置・運営に関するガイドライン」が提示された.

ここには,災害救助法が適応された災害時に,都道府県またはその委任を受けた市町村が福祉避難所を設置した場合,おおむね10人の要配慮者に1人の生活相談職員等の配置,ポータブルトイレ,手すり,仮設スロープなどの器物,日常生活上の支援に必要な紙おむつ,ストーマ用装具などの消耗機材の費用について国庫負担を受けることができる,とされている.福祉避難所の設置は,施設がバリアフリー化されている,生活相談員等の確保が比較的容易である高齢者施設や養護学校など既存の施設を活用することがすすめられているが,その指定数は十分ではなく,災害時の運用についても不確定な部分が多い.

東日本大震災の教訓を考慮し,内閣府は新たに「福祉避難所の確保・運営ガイドライン」を2016（平成28）年4月に作成した.しかし,時を同じくして発生した2016（平成28）年の熊本地震後に実際に開設された福祉避難所は,指定されていたうちの4割のみで,避難者は想定の2割に留まった（NHKハートネットTV,熊本地震 第3回 福祉避難所を活用する,2016年6月7日放送）.また,福祉避難所での発災直後の混乱の要因の1つとして,一般避難者の受け入れが指摘された.

福祉避難所は,一次避難所での生活が難しい要配慮者に対して,二次避難所として開設されることとされてきたが,令和3年5月には災害対策基本法の改正にあわせて福祉避難所の確保・運営ガイドラインも改定され,「指定福祉避難所」の指定が明示された.「指定福祉避難所」は,特定された要配慮者やその家族のみが避難する施設であると受入対象者を特定し公示でき,事前に個別避難計画等の作成を通じて要配慮者が直接避難できるも

のとされた．これにより，一時的であっても一般避難所での避難生活が難しい障害のある方などが避難しやすくなり，福祉避難所として指定を受ける施設などの側の管理運営が円滑になると考えられ，災害時に要配慮者も適切に避難できる体制づくりが進むことが期待された．

　しかし，令和6年能登半島地震の被災地においては，建物の被災や断水，職員不足により，1カ月後においても開設できた指定福祉避難所は予定の4割に届かなかった（NHK，2024年2月11日）．石川県は，特に高齢者などの要配慮者に対して，被災地以外の一時的避難施設（1.5次避難所）の利用を積極的に呼びかけて移動を支援し，調整を経てホテルなどを活用した2次避難所への避難を実施，食事提供や健康相談などの支援も行った．時間とともに，移動や新たな避難先での生活が負担となったと考えられる災害関連死が一定数発生していたことが明らかとなってきており，さらなる対策が必要とされている．

　一方で，石川県を除く46都道府県1722市区町村の73.7％で福祉避難所が足りず，避難行動要支援者名簿にあるうち538万人分が不足しており，14都道府県はカバー率が10％未満であったことも示されている（日本経済新聞，2024年3月11日）．

4　災害時要配慮者への対応―対象ごとの特徴―

　内閣府は災害時要配慮者について，「高齢者，障害児者，乳幼児等の防災施策において特に配慮を要する方（要配慮者）」と表現しており，ここでは，この順にそれぞれに対する歯科保健活動の特徴を整理する．

1. 高齢者に対する災害時の歯科保健活動

1）高齢者の特徴

　わが国は少子超高齢社会へと進む中，高齢者の要介護者数も急速に増加している．また，一般的に高齢者における疾患の特徴としては，図7-8左に示すようなことがあげられ，災害時の避難生活においても心身に影響を及ぼしやすいことが理解できる[15]．

　また，介護が必要になった主な原因としては，図7-8右のとおりである[16]．

　要介護高齢者の歯科診療では，平常時より医療情報の収集を行い，窒息や誤嚥，摂食嚥下障害に留意することや，抗血栓薬，ビスホスホネート系薬剤をはじめとした多くの服用薬に注意が求められる．

2）高齢者の問題点

　要介護高齢者では自立度の低下に伴い口腔清掃の能力も低下することで，齲蝕や歯周病，口腔粘膜疾患に罹患しやすい．さらに，歯科治療の必要性を有しながらも歯科受診につながらない現状も報告されている．

　災害時，肺炎は避難所や介護施設でともに増加し，特に予備力の低い施設入所中の要介

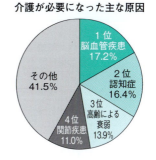

図7-8 高齢者の特徴

護高齢者では死に至ることがある．東日本大震災後の病院における入院および死亡のデータを分析した結果，特に介護施設入所者での問題が下記のように指摘されている．

1. 震災後の肺炎患者の総数は，前年比の2.4倍（95% CI：2〜2.9）に増加した．
2. 災害時の肺炎患者の大半（90%）は65歳以上の高齢者であった．
3. 避難所から肺炎で運ばれる患者は介護施設から運ばれる患者より多かった．
4. 避難所からの入院症例では死亡率は10%であったが，介護施設からの入院症例では死亡率が45%と高かった．
5. 施設入所者に発症した肺炎の死亡率は前年比の9倍（95% CI：4〜20.2）に上昇していた．

3）高齢者への対応

　要介護高齢者における，摂食嚥下機能の低下による低栄養や口腔内細菌の誤嚥の可能性が日常的にある者が，災害後のケアの著しい低下によって，誤嚥性肺炎の発症に至ることが示されており，悪化した場合は災害関連死ともなりうる．したがって，災害時にはそのような「弱者」に対しての口腔ケアの提供と口腔機能管理が最も重要な対応となる．

　避難所生活が長期化してくると過労やストレスで体力も低下し，口腔乾燥や口腔衛生状態の悪化により口内炎で痛みがあるという訴えが増えてくる．また，口腔機能の低下も起こってくるため，義歯や食事に対する対応とともに，早期に問題をみつけ，対応することが大切である．口腔の体操（避難所では生活機能を低下させないためにストレッチや体操をする時間を設けることが多いため，そのときに口腔の体操も一緒にする）や，「よく噛んで食べる」ことを勧める（表7-3）．

表 7-3 災害時の高齢者の主な特徴と対応法

種類	特徴	対応法
口内炎	・口腔清掃が不足となる． ・口腔内が乾燥する． ・栄養の偏りや不足が生じる． ・睡眠が不足する． ・ストレスが増す．	・口内炎の原因について説明する． ・口腔内を清潔にするように指導する． ・口腔乾燥の対処法を伝え重症化を防ぐ． ・なるべく栄養をバランスよくとる． ・なるべく睡眠時間を確保し，体を休める．
口腔乾燥症 口腔機能低下	・避難所が乾燥している． ・水分摂取が不足する（トイレの不備などのため）． ・体調が不良となる，原疾患が増悪する． ・話す機会が減少する． ・ストレスが増す．	・マスクを使用する． ・水分をなるべくとるようにする． ・口腔内を清潔にするよう指導する． ・口の体操など，口を動かすようにする． ・唾液腺マッサージを行う． ・保湿剤を活用する．
義歯の使用	・義歯がない（義歯を持ち出せなかった）． ・義歯が合わない． ・義歯の清掃不良． ・人前で義歯を外した顔を見られたくないため夜間も装着したまま寝ていて痛い． ・義歯を洗う場所がない．	・義歯の調整や新製をする． ・義歯ケースや義歯洗浄剤などを配布し，義歯の清掃・保管方法などを指導する． ・水が不足している場合はウエットティッシュなどで義歯の汚れを拭き取るよう指導する． ・義歯を外した後はお茶やデンタルリンスなどでうがいをするよう促す． ・よく噛んで食事をすることで自浄作用を促す． ・洗面所などの整備を申し入れる．
食事摂取困難	・提供される食事が食べにくい． ・食事が冷たくて固くなってしまう． ・食事の水分が少なくて飲み込みにくい． ・環境の変化やストレスによる食思不振．	・栄養士，調理師，保健師などと情報共有し対応を検討する． ・摂食嚥下機能の評価と対応のできる支援者（チーム）の参画を要請する． ・軟らかい食事・介護食・嚥下調整食などの備蓄，または支援物資で検討する．

2. 障害児者に対する災害時の歯科保健活動

1）障害児者の特徴

　大規模災害時，障害児者への支援は後手に回る傾向がある．しかし，障害が重複し重度な人ほど免疫機能が低く，感染に対する抵抗力が弱いために，口腔ケアの不良により誤嚥性肺炎を引き起こす可能性や，口腔疾患を放置することにより感染性心内膜炎に罹患し死につながる可能性が高い（**表 7-4**）．

　よって，障害児者を日頃から診ている歯科関係者は，水や口腔ケア用品の確保を急ぎ，特に重症心身障害児者の口腔ケアを優先的に行う必要がある．

2）障害児者がおかれる状況

（1）自宅で生活をしている障害児者

　一般避難所にはさまざまな人が避難し，避難生活をともにしなければならない．障害に対する理解を得られず，障害児者が偏見や差別のため避難所生活を送れないという例もある．平常時から，教育の場や地域で障害児者への理解や共生について考える必要がある（**図 7-9**）．

表 7-4 障害児者の主な特徴と対応法

障害の種類	特徴	対応法
自閉症	・情報の取捨選択が上手く行えない.	・絵カード等の視覚支援が有効である.
Down（ダウン）症	・先天性心疾患罹患者が多い.	・先天性疾患罹患者でチアノーゼ群の患者に観血処置をする際には感染性心内膜炎の予防投薬，モニター装着をする.
精神遅滞	・発達年齢と暦年齢に差がある.	・対象となる精神遅滞者の発達年齢を把握し対応をする.
脳性麻痺	・刺激に敏感である.	・身体をリラックスさせ，不安の軽減をはかる.
てんかん	・障害児者では合併していることが多い．環境の変化，薬がなく，服薬ができないなどの理由により発作が起こりやすい.	・家族や周りの人に最近の発作の頻度，発作の大きさを確認する. ・1分以内の発作であれば見守る. ・数分続く発作の場合には気道を確保し，医科へ搬送する.

※障害児者への知識が少ない状態で対応をすると急変時の対応が遅れる危険性がある．対応の難しい障害児者に対しては無理をせず対応に詳しい歯科医師に委ねる．

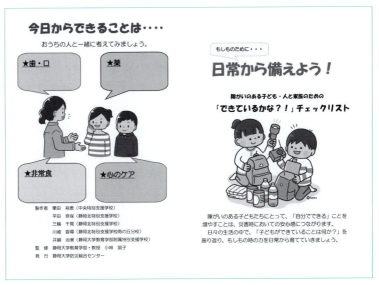

図 7-9 障害のある子ども・人と家族のための防災チェックリスト
（静岡大学防災総合センター発行：http://jsdphd.umin.jp/pdf/syougai.2016.checklist.pdf）

(2) 施設で生活をしている障害児者

障害児者施設のリストがないことが多く，支援に向かうためには，まずは情報収集から始めなければならない．障害児者施設は人里離れた場所にあることもあるうえに，家屋の倒壊，瓦礫の散乱などにより道路状況も把握しにくいことも多く，支援は困難を極める．

また，障害児者施設は職員や家族の被災により人手不足となる．なかには福祉避難所として指定される施設もある．よって平常時以上に口腔ケアにかかわる人手が不足し，口腔疾患を見落とすリスクが上がる．

さらに，停電により空調や加湿器も停止するため寒暖や加湿などの調整もできない．それにより開口状態で口呼吸をしている障害児者では肺炎のリスクも高くなるため，口腔内の加湿を図る必要がある．

3）障害児者への対応
（1）歯科保健活動
特に障害児者は白衣に敏感に反応をすることがあり，白衣の着用は避けたほうがよい．また，口腔内を照らすライトが目にチカチカ当たることにより，てんかん発作を誘発することがあるためライトの当て方にも注意が必要である．

大規模災害時の口腔ケアで特に問題となるのは，水道が遮断されたことによる水不足である．そこで支援に入る際は備品としてアルコールの入っていない含嗽剤を持ち歩くとよい．

（2）歯科応急処置
日頃通い慣れている歯科事業所が被災した場合，障害児者に対応できる診療所をもつ近隣の歯科医師会と連携を図り，継続的な歯科支援を依頼することがある．その際は，長期間の投薬の中断やストレスにより全身疾患が増悪している可能性があるため，処置に際してはあらゆる可能性に配慮をしながら安全に歯科治療を行う必要がある．必要に応じて心電図モニター管理下に対応を要することもある．

（3）命の源である食を支える
障害児者によっては，摂食嚥下障害があり，食事摂取時に配慮を要する人もいる．また，普段食べ慣れたものしか受け入れられない障害児者もいる．しかしながら大規模災害の際に配給される食糧は限られ，主におにぎり，おはぎ，サンドイッチなど食形態の調整が困難なものが多い．食事がとれないと低栄養となり，筋肉量が低下する（サルコペニア）．筋肉量が低下すると嚥下にかかわる筋力も低下する．それによりさらに食事が食べられなくなる（オーラルフレイル）という負の連鎖となる．

そこで，支援を行う多職種で栄養サポートチーム（NST：Nutrition Support Team）をつくり，要配慮者の嚥下の評価および食材の調達を行い，食形態の調整，姿勢，食具の選択を行う必要がある．

（4）福祉避難所への対応
東日本大震災時は福祉避難所について周知がなされていなかった．また，障害児者に対する配慮の不足のため利用者は少なかった．2016（平成28）年の熊本地震においても開設までに時間を要したうえに避難所数も不足していた．

一般避難所には，リストに記載されないが，歯科支援時に配慮を要する人が避難生活を送っている．そこで，行政の担当者に情報提供を求め福祉避難所や障害児者施設などを把握し，迅速に歯科支援を行う必要がある．

3. 乳幼児・小児に対する災害時の歯科保健活動

1）乳幼児・小児の特徴
小児においては自身でブラッシングを行うことが困難であることが多く，保護者は復旧

表7-5 災害時の乳幼児・小児の主な特徴と対応法

種類	特徴	対応法
歯科疾患	・初期齲蝕（CO）が増加する． ・歯肉炎が起こりやすくなる． ・水分不足により口腔清掃自体が行いにくくなる．	・積極的なブラッシングを行う． ・食後のうがいについて指導する． ・フッ化物の応用を検討する． ・親や周囲の大人に短時間で仕上げ磨きの方法を指導する．
避難所の食生活	・糖分を多く含む食品の摂取により，肥満が誘発され，将来的な齲蝕の増加が懸念される． ・カップ麺などの塩分濃度が高い食品による味覚の発達への影響や嗜好の変化が懸念される．	・間食についての指導を行う． ・通常の食事においても栄養のバランスを考慮する． ・可能であれば，甘味料にキシリトールを含む食品を活用する．

作業などで十分対応できないことも多いことから，避難所等での生活が長期化するケースにおいては，成人以上に歯科的な支援が必要である．指導する対象者としては，乳幼児に関しては保護者へ，学童期の小児に対しては本人へ行う．

被災後，保育所，幼稚園や学校などは比較的早く復旧し，小児は日中，これらの施設で過ごすことが多い．したがって，保育所・幼稚園や学校を対象として口腔ケアに関する指導を行う必要がある．

2) 乳幼児・小児の問題点

避難所では，「菓子パン・お菓子・甘い飲み物が差し入れられる」，「いつでも食べることができ制限が難しい」，「乳幼児の仕上げ磨きをしたいが泣いて周囲に迷惑となる」など，子どもの食習慣の悪化やブラッシング習慣が継続できないといったことが起こる．これにより齲蝕の増加に対する対応が重要である．

なお，清涼飲料水の摂取が齲蝕の増加につながるが，被災直後における水不足や食料不足の状況においては，これらの飲料は水分の補給や糖分摂取において重要であり，齲蝕予防のためだけに摂取を控えることは困難である．

震災後においては歯面の白濁を伴う初期齲蝕の増加が報告されており，避難生活が長期化するケースにおいては，避難所等での食生活による小児の食の嗜好が変化することがあるため，避難所等での小児への食生活についての問診を行うことが望ましい．

3) 乳幼児・小児への対応

災害地域における歯科的な対応法としては，口腔清掃用具などの物的な支援と，必要な歯科保健指導や治療に関する直接的な支援とに分けられる（表7-5）．

(1) 物的な支援

2016（平成28）年の熊本地震においては小児用の歯ブラシやコップなどが，早期より支援物資として届けられた．歯磨剤は，大人用は刺激が強い場合があるため，小児用，特にフッ化物が添加されているものがあることが望ましい．水不足における対応については，被災時における口腔清掃に関する情報提供を積極的に行っていく必要があり，水がなくても口腔清掃を継続する指導が必要である．

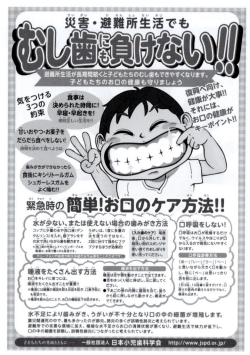

図 7-10 小児への災害時のお口のケア方法のリーフレット一例

（日本小児歯科学会：http://www.dent.tohoku.ac.jp/earthquake_kumamoto/files/8.pdf）

(2) 直接的な支援

　小児における歯科治療で最も多いのは，交換期における乳歯の抜歯や治療途中であった歯の治療であり，対応が求められる．

　また，水不足によりブラッシング行動が減少することから，水がない状況でも行えるブラッシング指導が重要である．ブラッシングに関しては，歯磨剤がないと行えないと考えている場合もあり，少量の水でブラッシングすることが可能であることを指導する．

　具体的な方法に関しては，すでにマニュアルやパンフレットも整備されている（図7-10）．歯ブラシやコップなどを洗う場合には，霧吹きなどを使用すると少量の水で対応できるので有効である．

　さらに，東日本大震災においては，小児の咬爪癖（爪咬み）や吸指癖（指しゃぶり）の増加が報告されており，避難生活におけるストレスに誘発された可能性も考えられることから，小児のメンタルヘルスケアも重要であると考えられる．

5　長期的な保健活動の必要性—慢性期（回復期）保健医療—

　大規模災害による避難生活が長期化すると，被災者の日常生活は一変し，ストレスや生活習慣の変化から，種々の健康被害がもたらされる．なかでも高齢者などの災害時要配慮者は，避難所，仮設住宅あるいは広域避難といった居住環境の変化の中で，身体・生活機能の低下，精神的ストレスや気力の低下に加え，抑うつ症状の発現などの問題が生じ，適切な

保健医療や介護予防支援が必要となる．新潟県中越地震，新潟県中越沖地震では，災害時要配慮者に対する中長期的な健康対策，保健医療が本格的に行われ，歯科保健医療支援活動もその一環としての役割を担った[22-25]．避難生活では，口腔清掃習慣も変容し，口腔や義歯清掃がおろそかになる傾向が認められ，口腔環境の悪化から，誤嚥性肺炎や摂食嚥下機能の低下などが危惧される．慢性期（回復期）保健医療における歯科の役割は重要である．

1. 慢性期における被災者の健康被害と口腔環境の悪化

1）慢性期における災害関連疾病

災害に伴う避難生活がもたらす生体へのストレスや生活習慣の変化，避難場所の特殊環境などから引き起こされる各種疾病を災害関連疾病という．災害関連疾病による死亡者数は，災害の直接被害者数を上回ることがある．長期化する避難生活においては，慢性期における災害関連疾病の予防が重要となる．東日本大震災においては，1都9県における災害関連死者数は発災後数年にわたり増加を認め（図7-11），現在も微増傾向にあり3,700人を超えている（令和3年3月31日復興庁調べ）[26]．

2）慢性期におけるストレスと健康被害

長期の避難生活が生体にもたらす慢性ストレスは，精神，心理的障害を引き起こすほか，交感神経，視床下部，下垂体，副腎系を活性化，亢進させ，コルチゾール，カテコールアミン（アドレナリン，ノルアドレナミン）を過剰産生し，さまざまな生体反応をもたらす（図7-12）．代表的な生体反応が血圧上昇で，さらに交感神経系の活性化は，血管内皮細胞機能不全，血小板機能の亢進，血液粘度の上昇をきたし，血栓形成傾向を示す．

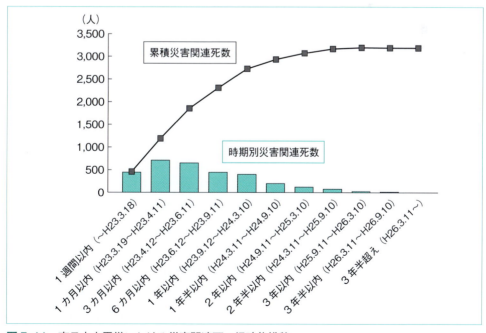

図7-11 東日本大震災における災害関連死の経時的推移

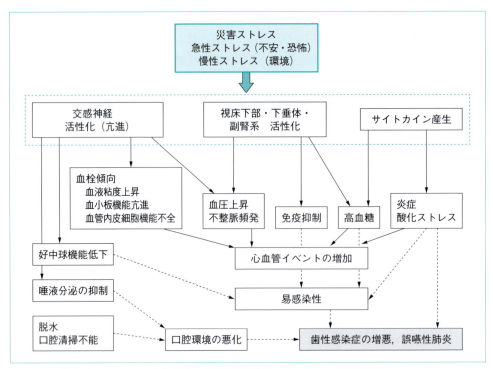

図 7-12　災害時のストレスが高齢者に及ぼす影響

　また，コルチゾール，アドレナリンの過剰産生は，高血糖状態を引き起こし，血糖調節機能にも影響を及ぼす．被災者は，個人差はあるものの，高血圧症や糖尿病などの増悪に加え，虚血性心疾患や脳血管疾患の発症に留意する必要がある．また，避難環境から身体活動の低下や脱水傾向を認める場合には，血流のうっ滞を生じ，急性肺血栓塞栓症や急性冠症候群，たこつぼ型心筋症などが増加する[27-29]．

　そして，ストレスによる副腎系の活性化は，抗体産生抑制を引き起こし，交感神経の亢進は，好中球機能を低下させることから，被災者は免疫抑制状態になることがある．避難所の居住環境や衛生状態の悪化，ウイルス感染症などの流行により感染症罹患リスクが増大する．

　一方，被災高齢者は，避難生活のストレスや生活環境の変化により，日常のさまざまな生活行為に活動制限が加わることや，家庭や地域社会への参加制約が余儀なくされることなどから，心身の機能が低下する生活不活発病（廃用症候群）を発症することがある．生活不活発病は，廃用性骨・筋萎縮，関節拘縮や心肺機能低下，消化器機能低下などの全身的症状のほか，知的活動の低下，抑うつ傾向などの精神・神経症状にまで及び，近年では，移動能力，筋力，認知機能，栄養状態，持久力，日常生活の活動性，疲労感など広範な要素が含まれたフレイル（虚弱）の概念も提唱されている．新潟県中越地震や東日本大震災の際には，非要介護認定高齢者が震災後にADLの低下や歩行困難になるなどの事象が認められた．このようなADL，心身機能の低下は，摂食嚥下機能の低下，不顕性誤嚥の増加による誤嚥性肺炎や低栄養の発症リスクにつながることが懸念される（図7-13）[30-32]．

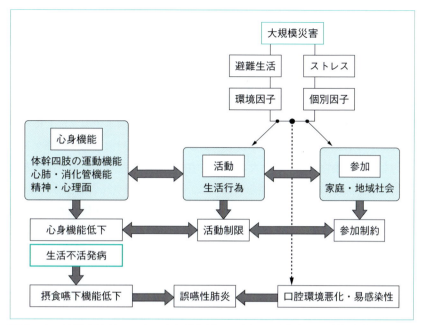

図 7-13 被災高齢者における心身機能低下・生活不活発病と誤嚥性肺炎

3) 慢性期における口腔環境の悪化

被災者は，水や口腔清掃器材の入手困難な状態が続くと，十分な口腔清掃や義歯の清掃が不可能となり，口腔の衛生環境が悪化する．また，個人の行動に制限が加わる避難環境では，生活習慣が変化し，口腔清掃機会が減少することもある．さらに，ストレスによる交感神経の亢進により唾液腺の唾液分泌機能が抑制され，唾液分泌量の低下をきたし口腔乾燥症を発症する．口腔乾燥症では，唾液が有する抗菌作用，潤滑・洗浄作用の減少により，口腔衛生環境の悪化が助長され，高齢者では，嚥下機能や咀嚼機能にも悪影響が危惧される[32]．

2. 慢性期における歯科保健医療の再構築と新たな歯科保健の需要

自然災害においては，電気，都市ガス，上下水道などのライフラインが甚大な被害を受けることがある．災害の種類や規模により異なるが，ライフラインの復旧には時間を要し，なかでも歯科医療に必要な上水道や都市ガスの早期復旧は困難とされる．被災地域の一次医療を担う歯科診療所の診療機能は，ライフラインの復旧まで低下し，地域の歯科医療事情は悪化する．早期の代替診療機能の設置や被災住民の受診手段を確保する必要がある．

急性期，亜急性期には，外部支援による需要分析に基づいた歯科保健医療支援活動が行われるが，慢性期では，地域の歯科医師，歯科衛生士による活動に移行される．そして，発災前に地域で行われていた母子歯科保健，乳幼児歯科保健，学童歯科保健，高齢者歯科保健活動などは，早期に再開が必要となる．

被災者の健康被害や口腔環境の変化を念頭においた新たな歯科保健計画の立案が望まれる．特に高齢の要配慮者や要介護者は，仮設住宅や社会福祉施設などにおいて，ADL の

低下が危惧されるため,継続的な口腔健康管理や在宅歯科医療の需要が増加し,介護予防支援を含めた歯科保健医療の介入が重要となる[33].

3. 被災者に対する慢性期の歯科保健医療支援活動

　大規模災害時の慢性期においては,被災地の震災復興基金事業などにおいて,口腔保健を支援する事業などが市町村単位で実施される.支援対象者は,口腔ケアを中心とした継続的な口腔健康管理が必要となる仮設住宅や独居の要配慮者や要介護者となる.これらの被災者は,災害の急性期,亜急性期には,福祉避難所や社会福祉施設などへの緊急入所,広域避難などの措置がとられ,外部支援を中心とした歯科保健医療支援活動による介入が行われていることも多い.口腔保健支援事業では,口腔ケアの提供や指導,食支援,歯科にかかわる個別相談,介護,看護関係職種に対する口腔ケア研修会などが行われる(表7-6).

　ソーシャルキャピタルを基盤とした被災地住民との協働により,地域歯科保健を再構築し,継続して住民の口腔環境と健康保持,増進のための活動が望まれる.

表7-6　主な大規模災害―慢性期における口腔保健支援事業―

新潟県中越地震 (2004年)	平成16年度 国地域保健特別推進事業	1. 栄養・食生活支援 2. 歯科保健対策 　避難所における巡回歯科相談・指導・口腔ケア 　介護施設等の職員に対する口腔ケア研修会 　仮設住宅における口腔ケア指導
	平成17年度 (財)新潟県中越大震災 復興基金事業	1. 基本健康診査 2. 看護職による健康相談・訪問指導 3. 栄養士等による食生活支援 4. 歯科医師等による口腔ケア指導 　誤嚥性肺炎予防のための口腔ケア指導者研修 　仮設住宅入居者等に対する口腔ケア指導 5. 健康管理システムによる健康管理
新潟県中越沖地震 (2007年)	平成19年度 国地域保健特別推進事業	1. 健康診査 2. 看護職による健康相談・訪問指導 3. 栄養士等による食生活支援 4. 歯科医師等による口腔ケア指導 5. エコノミークラス症候群予防検診
	平成20年度 (財)新潟県中越沖大震災 復興基金事業	
東日本大震災 (2011年)	平成23年度 宮城県震災復興基金事業	1. 歯科口腔保健支援事業 2. 歯科口腔保健事業　講話・口腔ケア・口腔衛生指導 3. 歯科口腔保健相談　希望者に対する個別相談 4. 対象者:仮設住宅等に入居する被災者(主に高齢者)

COLUMN

新潟で2つの震災の際に行われた健康サポート事業

　2004年の新潟県中越地震の際には，阪神・淡路大震災におけるさまざまな評価や提言をもとに，災害関連疾病の予防や被災高齢者への保健対策が強化されました．その1つとして，慢性期において，国地域保健特別推進事業の健康サポート事業が行われ，食生活・栄養支援とともに歯科保健対策が初めて行われました．さらに，翌年以降，新潟県中越大震災復興基金事業として，歯科医師等による口腔ケア指導として引き継がれました．これらの事業では，誤嚥性肺炎予防のための口腔ケア研修会として，被災地介護保険施設の職員を対象に研修会を開き，口腔ケアの講義と実技研修が行われました．計200カ所で約2,000名の，介護職員や看護師が受講し，当時浸透していなかった口腔ケアの重要性が，被災地に定着しました．そして，仮設住宅に集団避難した高齢者を訪問し，口腔ケア・口腔衛生指導，口腔機能向上訓練を行いました．3年後の2007年に発生した新潟県中越沖地震の際にも，国の地域健康危機管理対策特別事業，新潟県中越沖地震復興基金被災者生活支援対策事業として，健康サポート事業は行われました．仮設住宅入居者等を対象に，健康診査，看護職による健康相談・訪問指導，栄養士などによる食生活支援，エコノミークラス症候群予防検診に加えて，口腔衛生状態の改善および口腔機能の向上を目的として，歯科医師等による訪問口腔ケア指導が行われました．この事業では，福祉避難所において口腔ケア，口腔衛生指導した災害時要配慮者を，継続的に訪問し，経過観察と口腔ケア，口腔衛生指導が行われました．これらの活動は，歯科衛生士を中心に行われ，被災地内の多数の歯科衛生士が従事しました（p.109参照）．

6 東日本大震災における災害関連死低減に向けた歯科からのアプローチ

1. 東日本大震災における災害関連死

　2011（平成23）年3月11日に発生した東日本大震災は，地震，津波，原子力災害の複合災害であり，被災後も引き続く長期的な影響からさまざまな健康被害を引き起こした．復興庁は2012（平成24）年4月27日より「東日本大震災における震災関連死の死者数」を継続的に発表している．この資料に『「震災関連死の死者」とは，「東日本大震災による負傷の悪化等により亡くなられた方で，災害弔慰金の支給等に関する法律に基づき，当該災害弔慰金の支給対象となった方』と定義（実際には支給されていない方も含む）」との記載があり，この項においては上記を「震災関連死」と表記する[34]．

2. 東日本大震災における災害関連死者数の推移とその原因

　東日本大震災の津波など震災による直接死は15,893人で，東日本大震災と東京電力福島第一原発事故（以下原発事故）による震災関連死は12年が経過した2023（令和5）年12月31日現在の1都9県の集計で3,802人（福島県2,343人，宮城県932人，岩

手県471人,その他56人)が認定されている[34].福島県内の震災関連死による死者数は被災からほぼ3年の2014(平成26)年2月19日時点で1,657人になり,津波など震災を直接の原因とする死者を上回った.福島県内の時期別の震災関連死者数は震災から2年以内の376人をピークに3年以内は216人,5年以内は107人,8年以内は24人,10年以内は5人,11年以内は2人と減少し,それ以降現在まで0人となっている[34](**表 7-7**).

復興庁の2012(平成24)年8月21日の東日本大震災における震災関連死に関する報告における死者数が多い市町村(岩手県および宮城県)と原発事故により避難指示が出された市町村(福島県)の1,263人を対象に行った結果,死亡時の年齢では60歳以上が95.4%であった[35].死亡に至った主な原因は「避難所生活の疲労」が638件,ついで「避難所への移動による疲労」が401件,「病院の機能停止による既往症の増悪」が283件,「地震・津波のストレスによる負担」が150件であった.特に福島県では「避難所等における生活や避難所への移動による肉体・精神的疲労」「避難所等への移動中の肉体・精神的疲労」および「原発事故のストレスによる肉体・精神的負担」による震災関連死が多い傾向が認められた(**表 7-8**).

また,県外で避難生活を余儀なくされている福島県民は,被災から10カ月が経過した2012(平成24)年1月26日時点の62,808人をピークに,13年が経過した2024(令和6)年8月1日時点で19,969人である.一方で,福島県の震災関連死認定者数は,被災から4年半の2015(平成27)年12月25日に2,000人を超えたが,この要因として,被災前と生活が一変したうえに帰還などの将来の見通しが立たずにストレスが増している

表 7-7 東日本大震災における福島県内の震災関連死による死者数(復興庁)

〔2023(令和5)年12月31日現在〕

時期別	死者数(人)	累計(人)
2011(平成23)年3月10日〜2012年3月10日	1,410	1,410
2012(平成24)年3月11日〜2013年3月10日(2年以内)	376	1,786
2013(平成25)年3月11日〜2014年3月10日(3年以内)	216	2,002
2014(平成26)年3月11日〜2015年3月10日(4年以内)	97	2,099
2015(平成27)年3月11日〜2016年3月10日(5年以内)	107	2,206
2016(平成28)年3月11日〜2017年3月10日(6年以内)	60	2,266
2017(平成29)年3月11日〜2018年3月10日(7年以内)	39	2,305
2018(平成30)年3月11日〜2019年3月10日(8年以内)	24	2,329
2019(平成31)年3月11日〜2020年3月10日(9年以内)	7	2,336
2020(令和2)年3月11日〜2021年3月10日(10年以内)	5	2,341
2021(令和3)年3月11日〜2022年3月10日(11年以内)	2	2,343
2022(令和4)年3月11日〜2023年3月10日(12年以内)	0	2,343
2023(令和5)年3月11日〜2024年12月31日(12年超)	0	2,343

表7-8　東日本大震災関連死の原因区分（複数選択）

原因	合計（福島県）
避難所等における生活の肉体・精神的な疲労	638（433）
避難所等への移動中の肉体・精神的な疲労	401（380）
病院の機能停止による既往症の増悪	283（186）
病院の機能停止による初期治療の遅れ	90（ 51）
地震・津波のストレスによる肉体・精神的負担	150（ 38）
原発事故のストレスによる肉体・精神的負担	34（ 33）
交通事情等による初期治療の遅れ	17（ 4）
救助・救護活動等の激務	1（ 0）
その他	215（105）
不　明	121（ 56）

（件数）

ことがあげられていた．長期にわたる応急仮設住宅（仮設住宅）での生活は高齢者の体力低下から誤嚥を誘発し，精神的ストレスによる免疫力の低下から抵抗力を弱める．結果として，高齢者や要介護高齢者における誤嚥性肺炎の発症が多発することが指摘されており，そのリスク軽減のための口腔ケアが重要である[36, 37]．

3. 被災者に対するメンタルヘルスケアと歯科からのアプローチ

　震災発生後数年間，福島県内の仮設住宅では居住する自治会による見回り，保健師による巡回保健指導や健康支援活動が行われてきたこともあり，だんだんと震災関連死の発生

COLUMN

ストレス調査と唾液検査

瀬川　洋

　ストレス調査はこれまで聞き取り調査などが実施されてきたが，福島県では唾液を検体とする客観的ストレス測定が行われています[39]．測定に際して使用している乾式臨床化学分析装置は特定保守管理医療機器で，測定は唾液中のアミラーゼ活性を60秒で数値表示されることからストレス状況の客観的評価として有用と考えられます．

　さらに，総務省は避難生活の長期化などによるストレスが原因で唾液の分泌量が減り，口腔内が乾燥している被災者が増加しているとの見解を示しています．口腔乾燥の測定には口腔水分計を用いて，舌を突出した状態で舌背の測定部位（先端から約10mmの舌背中央部）に垂直になるように200g程度で圧接し測定します[40]．唾液を検体とするストレスと口腔乾燥度の測定は長期にわたる避難生活からのストレスを再認識することにより，震災関連死の要因の1つであるストレス測定の歯科からのアプローチとして医学的意義が高いと考えられ，震災関連死軽減に寄与すると考えられることから今後の活用が期待されます．

に歯止めをかけられてきたが，被災者に対するメンタルヘルスケアはひきつづき必要とされている．福島県は被災から4年後，仮設住宅などで避難者の相談に応じる生活支援相談員を現行の約200人から400人に倍増するとともに避難者のニーズや課題を集約し，解決策を提案する総括・主任相談員を5人登用した．震災から10年が経過し，避難生活が長期化するなかで健康不安や生活再建への不安などを要因として避難者が抱える孤立化，うつ傾向などの課題の深刻化や今後の仮設住宅から災害公営住宅（復興公営住宅）等への移行による避難者の分散化などへの対応が必要となっている．復興庁は「震災関連死」の防止には，見守り活動等の孤立防止や被災者へのメンタルヘルスが適正に保たれることだけでなく，地域経済などを含む生活再建ができてこそ健康も回復できると指摘している．地震による津波や原発事故の影響により仮設住宅への居住を余儀なくされるなどして体調を崩して亡くなった震災関連死は，「救えた命」ともいえ，発生を予測して予防を図っていく必要がある．震災関連死発生の予測としてはストレスの状況を把握するために聞き取り調査を行っているが，迅速に対応するためには数値基準に基づいて「高ストレス者」を選定する客観的測定方法の併用が望ましい．

　被災から2年後の2013（平成25）年度から2018（平成30）年度に，福島県では帰宅困難地域の仮設住宅入居者を対象に被災地口腔ケア推進事業を実施した[38]．本事業では唾液を検体とするストレス測定を行った．唾液アミラーゼ活性（SAA）は，血漿ノルエピネフリン濃度と相関が高いことがよく知られており，ストレス評価における交感神経の指標として利用されている[39]．そこで唾液アミラーゼモニターを活用して，高ストレス者を検出している．この測定方法はストレス状況を迅速に測定する客観的評価方法として有用であることから歯科的アプローチとして今後，その普及が望まれる．

　一方，復興公営住宅の整備が進むなか，仮設住宅の供与は大熊町及び双葉町からの避難者は2023（令和5）年3月末まで，さらに1年間延長することになった（＊令和5年4月以降の供与については今後判断）が，その他の市町村・区域は2020（令和2）年3月末までに供与期間を終了した．仮設住宅の入居者の中には，家賃が発生する復興公営住宅に移ることによる経済的な問題や，集合住宅という居住形態に不安を抱えるなど新たなストレスの要因も生じている．また，復興が進んできた地域が多くなってきたが，いまだに原発事故による風評被害の払拭は困難な状況にある．さらに，岩手，宮城，福島の3県では，仮設住宅や復興公営住宅における孤独死が増加傾向にあることから，被災高齢居住者の社会的孤立化の解消に向けた効果的な対応が望まれている．

災害法制を知る　③被災者生活再建支援法と被災者生活再建支援金

岡本 正

　都道府県や市町村に「被災者生活再建支援法」（p.10）が適用されると，全壊等の住家被災があった世帯に対して，「被災者生活再建支援金」が支給されます．同法は，「10世帯以上の住宅全壊被害が発生した市町村」「100世帯以上の住宅全壊被害が発生した都道府県」など，市町村や都道府県ごとに一定数の全壊住宅被害があった場合に，当該地域に適用されます（被災者生活再建支援法施行令1条）．そのうえで，「全壊」「大規模半壊」「半壊でやむを得ず解体した場合」「長期避難世帯」という重大な被害認定を受けた世帯では，被災者生活再建支援金を受け取ることができます．

　具体的には，まずは，被害認定の程度に応じて，最大で100万円の使途自由の「基礎支援金」を受け取ることができます．そして，その後の住宅再建の段階においては，住宅購入・建設，修繕，賃貸などの手法に応じて，最大で200万円の「加算支援金」を受け取ることができます．近年の法改正で「中規模半壊」にも加算支援金が出るようになりました．住宅損壊を契機として現金支給がなされる事実上唯一の法制度であり，再建の第一歩となる極めて重要な支援となっています．

　被害の程度には「罹災証明書」（コラム「災害法制を知る①」p.19）に記載された被害区分が参照されます．住宅被害の大きい世帯では，市町村から罹災証明書を受け取った場合には，直ちに被災者生活再建支援金の申請をすることを忘れないようにしなければなりません．

〈参考文献〉
1) 神戸新聞：2003年5月14日付朝刊
2) Hisayoshi Daito, et al.：Impact of the Tohoku earthquake and tsunami on pneumonia hospitalisations and mortality among adults in northern Miyagi, Japan：a multicentre observational study Thorax Online First, published on February 19, 2013.
3) 足立了平ほか；大規模災害における気道感染予防の重要性．日本口腔感染症学会雑誌, 19（1）：2-10, 2012.
4) 兵庫県病院歯科医会編：阪神淡路大震災と歯科医療．神戸, 1996.
5) 日本呼吸器学会：成人肺炎診療ガイドライン2017.
6) 日本歯科衛生士会：お口の健康の手引き．健康と良い友だち社, 東京, 2011.
7) 日本歯科衛生士会：歯科衛生士のための災害支援マニュアル改訂版. 2015.
8) 日本災害時公衆衛生歯科研究会：災害時の歯科保健医療対策─連携と標準化に向けて─. 一世印刷, 東京, 2015.
9) 足立了平：大規模災害における口腔ケアの重要性　震災関連死をふやさないために．月刊保団連. 862：35-40, 2005.
10) 日本歯科大学新潟生命歯学部　新潟県中越地震歯科医療支援活動報告書編集委員会．新潟県中越地震歯科医療活動報告書．日本歯科大学新潟生命歯学部. 2006.
11) 新潟県歯科医師会「新潟県中越大震災　震災の教訓を未来につなぐ」編集委員会．：新潟県中越大震災 震災の教訓を未来につなぐ．新潟県歯科医師会. 2006.
12) 牛島隆ほか：熊本地震⑦「災害時の口腔ケア」熊歯会報．熊本県歯科医師会, 2016年12月 No.726.
13) 内閣府：平成28年版高齢社会白書.
14) 大内尉義, 秋山弘子編集代表, 折茂肇編集顧問：新老年学. 第3版, 東京大学出版会, 東京, 383-386, 2010.
15) 厚生労働省：国民生活基礎調査．平成25年.
16) 日本老年歯科医学会：平成28年度老人保健増進等事業報告書「介護保険施設における歯科医師, 歯科衛生士の関与による適切な口腔衛生管理体制のあり方に関する調査研究」報告書.
17) 沖永壯治：高齢者の災害医療「避難所期の高齢者問題　肺炎は本当に増えたのか？」．日老医誌. 50：82-83, 2013.
18) 大東久佳：東日本大震災後に気仙沼市内で発生した肺炎アウトブレイクの実態調査.
Hisayoshi Daito, et al.：Impact of the Tohoku earthquake and tsunami on pneumonia hospitalisations and mortality among adults in northern Miyagi, Japan：a multicentre observational study Thorax Online First, published on February 19, 2013.
19) 大規模災害時の歯科医師会行動計画改訂版（日本歯科医師会H25年6月）
https://www.jda.or.jp/dentist/disaster/

20) 國井 修 編：災害時の公衆衛生―私たちにできること―. 南山堂, 東京, 2012.
21) 飯田良平, 菅 武雄, 大房 航, 大蔵眞太郎, 山根 明：鶴見大学歯学部医療スタッフによる南三陸および気仙沼における支援活動. 歯界展望, 122（4）：788-789, 2013.
22) 中久木康一：歯科医院の防災対策ガイドブック. 医歯薬出版, 東京, 2014.
23) 新潟県中越地震歯科医療支援活動報告書編集委員会：新潟県中越地震歯科医療活動報告書, 日本歯科大学新潟生命歯学部発行, 2006.
24) 新潟県歯科医師会：新潟県中越大震災　震災の教訓を未来につなぐ. 2006.
25) 新潟県中越沖地震活動報告書編集委員会：新潟県中越沖地震活動報告書, 新潟県歯科医師会発行, 2009.
26) 東日本大震災における震災関連死の死者数（平成29年3月31日現在調査結果）復興庁HP http://www.reconstruction.go.jp/topics/main-cat2/sub-cat2-6/20170630_kanrenshi.pdf
27) 苅尾七臣：大災害時の心血管イベント発生のメカニズムとそのリスク管理, 心臓, 39：110-119, 2007.
28) Kario, K., Ohashi, T., on behalf of the Tsuna Medical Association：Increased coronary heart disease mortality after the Hanshin-Awaji earthquake among the older community on Awaji Island, J. Am. Geriat. Soc., 45：610-613, 1997.
29) Kario, K., Matsuo, T., Shimada, K. and Pickering, T.G.：Factors associated with the occurrence and magnitude of earthquake-induced increases in blood pressure, Am. J. Med., 111：379-384, 2001.
30) 大川弥生：災害時における生活不活発病への水際作戦. 介護福祉, 62：68-82, 2006.
31) 田中 彰：大規模災害時における歯科保健歯科医療支援活動, 日本歯科医師会雑誌, 62（4）：6-18, 2009.
32) 田中 彰：大規模災害時における被災高齢者に対する歯科保健医療支援活動. 老年歯科医学, 24（3）：284-292, 2009.
33) 田中 彰：災害要援護者への中長期的サポート活動, 災害時の歯科保健医療対策―連携と標準化に向けて――一世出版, 東京, 2015.
34) 復興庁：東日本大震災における震災関連死の死者数［2023（令和5）年12月31日現在調査結果］, http://www.reconstruction.go.jp/topics/main-cat2/sub-cat2-6/20240301_kanrenshi.pdf, 2024.10.16.
35) 震災関連死に関する検討会（復興庁）：東日本大震災における震災関連死に関する報告, http://www.reconstruction.go.jp/topics/240821_higashinihondaishinsainiokerushinsaikanrenshinikansuruhoukoku.pdf, 2012.8.21.
36) 足立了平ほか：大規模災害時における気道感染予防の重要性. 日本口腔感染症学会雑誌, 19（1）：2-10, 2012.
37) 田中　彰：大規模災害時における被災高齢者に対する歯科保健医療支援活動. 老年歯科医学, 24（3）：284-292, 2009.
38) 瀬川 洋ほか：東日本大震災から8年, 復興公営住宅入居者に対する口腔ケア推進事業. みちのく歯學會雑誌, 50（1, 2）：63-64, 2019.
39) 山口昌樹：唾液マーカーでストレスを測る. 日本薬理学雑誌, 129（2）：80-84, 2007.
40) 石本晋一ほか：特集 耳鼻咽喉科領域の新しい診療機器, 口腔水分計―口腔乾燥症の客観的評価―, JOHNS, 26（6）：873-875, 東京医学社, 2010.

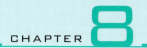

災害犠牲者の身元確認

学習目標
❶ 大規模災害での犠牲者身元確認の特徴を理解する．
❷ 歯の所見による身元確認について理解する．
❸ DNA 情報の活用について理解する．

1 大規模災害犠牲者の歯科所見の採取

1. 大規模災害犠牲者身元確認における歯科所見採取の意義

　大規模災害による犠牲者は，すべて身元不明死体として扱われる．言い換えれば大規模災害による行方不明者は，全員身元不明死体の候補者となる．犠牲者の増加に伴い，個人識別は困難となる．超開放型災害[*1]によって，遺体が意図しない場所から発見されたり，航空機墜落事故や爆発テロリズムなどでは，閉鎖型災害[*2]だとしても遺体の損傷離断によって，その作業はさらに難解な作業となる．

　災害犠牲者の個人識別は，DNA，指紋および歯科所見といった科学的・客観的根拠に基づいて行わなければならない．指紋登録が全国民に義務化されていない日本では，以前は歯科治療痕に委ねられることが多かったが，近年 DNA 鑑定技術が進み，その役割が二分するようになった．しかし，死後記録の採取が容易で安価な歯科情報による個人識別は，現在でも災害犠牲者の身元判明につながる重要な方法の 1 つである（図 8-1）．

　部分遺体などの理由がない限り，1 体から DNA，指紋，歯科所見すべての資料が採取される．特に焼損死体では，指紋はもちろんのこと，DNA 型検査のための試料採取が困難な場合があるが，硬組織である歯は残存していることが多いので，個人識別の最も有効なツールとなる可能性が高い．しかも，生前歯科資料の収集が迅速に行われれば，死後の歯科記録との照合によって，速やかに遺体の身元を判明させることができる．

　1985 年に発生した日本航空 123 便墜落事故での歯科医師による身元確認への協力活動をきっかけに，全国各都道府県歯科医師会に警察協力歯科医会が組織された．これまで

用語解説

*1 **開放型災害**：広域な被害によって未知数の犠牲者が発生する災害．
*2 **閉鎖型災害**：航空機事故など搭乗者名簿によって，犠牲になった集団がほぼ確定している災害．

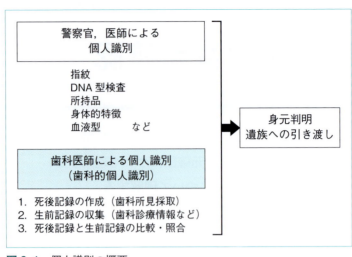

図 8-1　個人識別の概要

に日本で発生した多くの災害に出動し，犠牲者の歯科所見採取，照合作業活動が多数報告されている．また，近年頻発しているテロリズムによる多数犠牲者発生に伴い，世界的にも法歯学的知識や経験が重要視され始めている．

2. 災害現場の遺体安置所での活動環境整備

　大規模災害による多数遺体発生が明らかになったら，都道府県警察とともに，速やかに遺体安置所内での作業の準備を進める．

　検視・身元確認作業や遺族対応にあたる警察，医師，歯科医師，自治体職員の活動場所は同一施設内となることが予想されるため，十分な人員，装備，スペース確保に努め，警察，医師，歯科医師の作業場所と，遺族への対応場所とは隔離するように配置する（図 8-2）．

　日頃から，同じ作業にあたる多職種との連携や，自家発電機，作業台や器具などの，歯科所見採取のための備品は準備しておきたい．東日本大震災発生時の岩手県では，停電でコピー機が使用できない事態に対して，三枚複写式デンタルチャートが速やかに準備され，発災当初から岩手県警察本部，所轄警察署，歯科医師会おのおのに書類を保存できている．生物兵器，化学兵器によるテロリズムの死者を扱う際には，自身の防護も十分にして作業にあたるべきであり，防護用のスーツ，ゴーグル，マスクなどの準備も忘れてはいけない．基本的に災害時に現場で活動する者は，自己完結型の備えが必要であることを心得るべきである．

　大規模災害での検視・身元確認活動は，多職種が 1 体の死後記録採取にかかわり，現場およびそれぞれの作業に責任者を設け，死後記録の質を管理することが，世界的に共通した災害犠牲者身元確認の基本理念となっている（図 8-3）．テロリズムなど人為的災害による犯罪死体は，司法解剖が必要となり，法病理医による剖検後に歯科医師が作業を行うこともある．災害の状況によっては，歯科医師が災害現場での歯科的証拠の収集や，分離して別々に発見された遺体を復元させる作業にあたることもある．

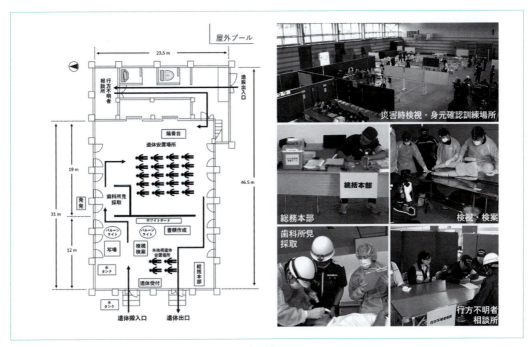

図 8-2　大規模災害時の遺体安置所の一例と訓練の様子
左：2016 年 8 月 31 日に発生した台風 10 号による土砂災害で使用された岩手県内の遺体安置所
右：岩手県で行われた災害訓練の様子

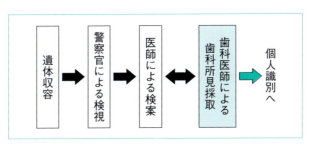

図 8-3　遺体安置所での災害犠牲者検視・身元確認作業の
　　　　フローチャート

　東日本大震災では，初動体制が整備されないまま，多数遺体の搬入が開始され，警察，医師，歯科医師が，それぞれ遺体が置かれた場所に移動して検査するような，作業の分断が生じていた．発災後 1 週で安置所での作業は安定し，搬入遺体数の減少によって，検視・身元確認作業のためのスペース確保が可能となった．エックス線写真撮影を含めた十分な死後記録作成に従事できたが，依然，遺族がいる前で，床に置かれた遺体の歯科所見採取が継続し，決して作業環境は良好とはいえなかった．発災後約 3 週の 4 月初旬には，各遺体安置所に解剖台を配備し，その作業場所は隔離され，岩手県内の物流も安定し，さらに全国各地から出動した歯科医師の持参物で，作業現場の物資は充実した．しかし次なる問題として，十分な遺体の保管場所が確保されていなかった．死後記録作成が終了し，遺体の身元が判明しても，遺族が被災し，遺体を引き取ることができず，火葬も追いつかず，一時的に土葬をしたというエピソードがある．そのため，遺体を再び掘り起こして火葬するといった

二度の悲しみを経験しなくてはいけなかった．遺体安置所が設置される施設は，災害時避難場所と同様に，災害発生前から各市町村で広くて安全な場所を決定しておかなければならない．多数遺体発生が予測される今後の大規模災害に備え，十分な遺体収容場所の確保や「災害対策基本法」第86条の4に則った遺体の管理方法を検討しておくことも必要である．

3. 災害発生後の初動体制の重要性

　東日本大震災発生直後からの約1週間は，まさに検視・身元確認活動の超急性期であり，岩手県内には30カ所以上の遺体安置所に多数遺体が収容され，多くの医師・歯科医師が現場で活動した．しかし，現場での作業は大いに混乱していた．震災発生直後の3月に収容された遺体の身元がいまだ判明していない事実があるが，その最大の原因の1つに不十分な死後記録があげられる．2021年3月時点で，岩手県で身元が判明していない震災遺体の65％が，死後の歯科記録が身元判明につながる照合のためには不十分であったといえる．また，2016年3月の警察庁の発表によると，岩手，宮城，福島の3県で，DNA，指紋，歯科所見の科学的根拠に基づいた東日本大震災犠牲者の身元確認が行われたのはわずか11.4％に留まった．その他の88.6％は顔貌や所持品で遺族に帰されており，その結果生じたのが遺体の取り違えである．津波被害のため，生前資料の収集が困難だったという理由もあるが，そのほかにも発災直後に発見された遺体からの死後記録や資料の採取が不十分であったことが要因であることは否めない．

　このように，急性期に適切な死後記録作成や資料採取が行われないと，早期に発見された遺体であっても，身元は判明しないままとなってしまう．よって，発災直後の初動は，日頃から訓練され，多職種との連携がとれる警察協力歯科医や法歯学者が中心となり，多数の遺体安置所でも初動体制を決して誤らないように管理しなければいけない．このためには災害前から，初動の時点で慌てずに，長期間安定した死後記録の収集を行えるような体制を整えておくことが理想的である．

　東日本大震災時，岩手県では，大きな被災を受けていない内陸在住の多数の歯科医師が継続して現場に出動した．そこで，適切で均一な死後記録を作成するために，発災から1週後に岩手県歯科医師会と岩手医科大学歯学部教職員合同で，身元不明遺体の歯科所見採取法統一のための説明会が行われた．発災2週以降は遺体数は多いものの，安置所の集約化，作業の標準化が図られ，適切で十分な死後記録の採取が行われ，生前記録との照合作業も進み始めた．最終的に，発災から約4カ月間，全国各地の歯科医師が岩手県内の現場に派遣され，震災遺体の死後記録となる約2,700枚のデンタルチャートと，莫大な量のエックス線写真が収集された．

4. 災害犠牲者に対する歯科医師の役割

　災害現場での犠牲者に対する歯科医師の役割は，確実な死後記録の作成に専念することである．しかし，その役割は災害現場での作業で終わるものではなく，最終的な歯科的個

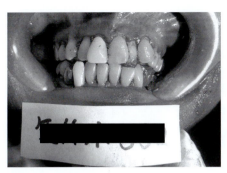

図 8-4　口腔内写真（正面観）
必ず遺体番号とともに撮影する．

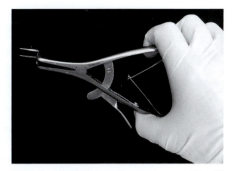

図 8-5　改良型ローゼルケーニッヒ開口器
　　　　（株式会社野中理工製作所）
死体硬直による開口困難な遺体の歯科所見採取のために改良された．

人識別を完了させるまでであることを忘れてはならない．災害時の死後の歯科記録作成のためには，専門知識を備えた歯科医師を中心に，日頃から円滑な作業が行えるための訓練が必須である．東日本大震災を教訓に，多くの組織が「歯科医師による身元確認作業」としての実地訓練を行っており，その技術を習得しようとしている歯科医師が増加している．

1) 確実な死後記録の作成

　死後記録としての歯科所見採取では必ず，(1) 写真撮影（図 8-4），(2) デンタルチャートの記入，(3) エックス線写真撮影を行う．発災直後は多数の遺体が搬入され，作業を急ぐために死後記録を簡略化してしまう傾向にある．しかし，前述したように不十分な記録はのちの照合作業に支障をきたし，身元判明に至らない遺体を増やす原因となるため，この 3 つの作業を決して怠ってはいけない．もし，遺体が身元不明のまま荼毘に付され，候補者の生前記録が数日経ってから提出されたとしても，十分な死後記録さえあれば，候補者との照合は可能となる．

　発災直後は死体硬直によって開口が困難でも，開口器（図 8-5）やスパチュラなどの歯科用器材の利用によって，最後方臼歯部までの観察やエックス線写真撮影は可能である．清潔域，不潔域，防護に留意しながら，1 遺体に対し少なくとも 2 名でダブルチェックを行い，確実な死後記録採取に努める．焼損遺体では口腔内清掃による残存歯質崩壊や，晩期死後変化が進んだ遺体では，歯槽窩からの歯の脱落が起こるため，遺体の状態によっては，歯科医師による歯科所見採取が，医師による検案よりも優先される場合がある．「刑法」190 条に規定されるように不必要な死体損壊は避けるべきだが，同法 35 条に従って，決して死体損壊をおそれて歯科所見が記録されないまま検視・身元確認作業終了の扱いにならないよう，警察，医師との作業連携に努める．

　近年，金属治療痕が減少し，肉眼で確認困難な修復物も多く，若年者では治療痕を認めないことが多くなっている．その場合エックス線写真による歯根や歯髄の形態，骨梁などで，後の照合が可能となる．歯科治療痕がなくても，残存歯のエックス線写真があるだけで，生前の記録から個人識別が可能となるケースもある．平常時の歯科的個人識別でも，エックス線写真撮影なしでは歯科的個人識別が困難なことも少なくない．現在，全国都道

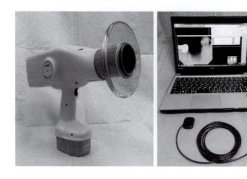

図 8-6 充電式ハンドヘルドエックス線発生装置 NOMAD™（株式会社アイデンス）（左）とデジタルエックス線写真システム DEXIS（カボデンタルシステムズジャパン株式会社）（右）

図 8-7 死後記録と生前記録の照合・判定用紙の例

府県警察に，充電式ハンドヘルドエックス線発生装置（図 8-6）が備わっており，ライフラインが寸断した遺体安置所での歯科エックス線写真撮影が可能である．歯科所見採取を行う場所は，エックス線写真撮影を行うことを考慮して，検視・検案場所とは別な部屋を設けることが望ましいが，被災地での施設では十分なスペースが確保できない場合があるため，エックス線写真撮影時は作業者自身はもちろんのこと，周囲の者への被曝防護に配慮する必要がある．

2）大規模災害時における歯科的個人識別の特徴

最終的に，災害現場で採取された死後記録と行方不明者の生前記録を比較照合することで，犠牲者の身元の特定につながる．この作業が最も人員と時間を必要とする．候補者の生前の診療録，エックス線写真，病態写真などの診療情報から，遺体の所見に類似する候

COLUMN

INTERPOL

熊谷　章子

　日本で平常時から使用されている死後記録のためのデンタルチャートは他国のものと異なります．多くの国ではFDI（Fédération Dentaire Internationale）方式のINTERPOL（International Criminal Police Organization 国際刑事警察機構：ICPO）による書式を利用し，あらゆる国籍の犠牲者が発生する国際的大規模災害時に対応できるようにしています．紙媒体のデンタルチャートは使用せずに，死後の歯科記録を直接PCに打ち込み，そのまま照合作業に取り掛かれるソフトウエアの開発も進んでいます．近年の臨床歯科技術の発展には及ばないものの，災害犠牲者の歯科的個人識別も進化しており，訪日外国人客が急増している日本でも，世界標準に準じた歯科的個人識別方法に則って，自国のみならず国際的災害に対応可能な組織構築が急務となっています．

　多くの国では，地元災害に出動し，適切で正確な個人識別を行う警察，医師，歯科医師などの多職種による災害犠牲者個人識別チームDisaster Victim Identification（DVI）Team が結成されています．アメリカでは災害時遺体安置所運営対応チーム（Disaster Mortuary Operational Response Team：DMORT）によって，個人識別だけではなく遺族対応も網羅できています．日本でも一部の地域で組織化され始めていますが，今後，保証や経費の面からも，行政からの支援が受けられる国家レベルの組織となることを期待したいところです．また，長期となることが予想される大規模災害発生後の慢性期には，被災地や近隣の歯科医師が本来の歯科診療はもちろん，後方支援としての役割を開始するためにも，近隣の歯科大学教職員や日本法歯科医学会会員による作業継続のための歯科医師会との連携，引き継ぎが円滑に行えるような体制の構築も必要です．

補者を探し出し，死後記録と照らし合わせ，照合用紙に記入，最終的に遺体と候補者を同一人として矛盾がないかを判断する異同判定を行う（**図 8-7**）．ここまでが歯科的個人識別の作業であり，歯科医療従事者の役割は，遺体安置所での死後記録作成で終わるものではない．閉鎖型災害では，乗客名簿などで候補者が絞られるが，開放型災害では，死者，行方不明者ともに多数となり，その照合作業は果てしなく困難で長期に渡る．そこで候補者をスクリーニングするための，さまざまなソフトウエアが日本各地，各国で開発されている．

2 DNA 情報の活用

1. 特徴

　DNAによる身元確認は，時間と経費がかかるため，通常は最終手段である．死後経過時間による制限がないという点で指紋による身元確認より優れている．また，生前資料がなくても遺体のDNA情報と血縁者のDNA情報を照合することで身元確認が可能である点で歯科所見による身元確認よりも優れている．さらに，部分遺体の場合でも，それぞれの部分から抽出したDNAの情報を照合することで，すべての部分が同一人に帰属するの

か，あるいは，何人分の遺体なのかを証明できる．DNAの情報は非常に多く，「このDNA型と全く同じ型をもつ別人は数十兆人に1人もいない（逆にいえば，99.999…％の確率で同一人である）」という表現が用いられるほど身元確認の強力な手段であるといえる．

2. 東日本大震災におけるDNA鑑定

　DNA鑑定は，生前資料（例えば，へその緒やブラシについていた毛髪など）があれば，そのDNA情報と遺体の歯や爪のDNA情報との比較照合で実施できるのに対し，生前資料がない場合は，血縁者のDNA情報と遺体の歯や爪のDNA情報との比較照合で実施される．

　東日本大震災におけるDNA鑑定による身元判明率は1.1％に過ぎなかった（警察庁2016年2月集計）．これは震災により家族全員が亡くなったり，住居が火災あるいは津波により失われたりしたために，対照となるDNA情報を得ることが困難であったことが原因であると考えられている．また，その他の身体特徴ですでに確定した人が多かったために，DNA鑑定による身元判明率が少なかったことも理由の1つとしてあげられる．

　前述のとおり，DNA鑑定は最終手段であるため，その手段まで達する人自体が多くなく，対象者数が少ないことが割合の下がる理由である．

　DNA鑑定は万能ではなく，それのみでは身元を確認できないこともある．

COLUMN

生前DNA情報の活用

大平　寛

　通常のDNA鑑定では，鑑定されるDNA情報と照合に用いるDNA情報は別人のものです．東日本大震災時のDNA鑑定は，遺体の歯や爪から得られたDNA情報とその家族や親類のDNA情報を照合することにより行われました．血縁が近い場合（母と実子など）は99.9％以上の高い確率で血縁関係を肯定できる反面，血縁が遠い場合（甥と叔母など）は低い確率しか得られず，関係を肯定することが困難です．

　神奈川歯科大学では，東日本大震災の経験から，大規模災害時の迅速かつ確実な身元確認を目的として，「生前DNA登録」事業を行っています．これは，頬の内側を拭って得られた細胞からDNAを取り出し，分析して得られた情報を登録・保管しておくというものです．登録と同時に発行される「生前DNA登録済証」を身につけていれば迅速な身元確認が可能となります．災害時に発見された遺体が生前DNA登録者である場合，遺体のDNA情報は登録済のDNA情報と同一のものであるため，100％の確率で身元を確認できることになります．DNAの抽出・分析・登録・保管に関わる費用として10,000円（税別）が必要になりますが，登録されたDNA情報は抹消の依頼がない限り生涯保管され，更新手続きや再登録は必要ありません．類似の事業に「DNA保管」事業があります．これは，"いざという時のDNA分析"に備えて，頬粘膜を拭った試料を保管する事業で，DNAの分析までは行いません．また，保管期間に応じた費用が必要となります．なお，保管期間経過後は再度手続きが必要です．

3. 方法

核DNA鑑定は，染色体の15カ所を検査し，その結果を数値化して確率計算することで血縁関係の肯定/否定を鑑定する．また，性染色体を検査した結果は性別判定に用いられる．

父母と実子のように，対照となる血縁関係が近い場合，肯定確率は100％に近い数字が得られるため，確実な鑑定が期待できる．しかし，対照となる血縁関係が遠のくほど肯定確率は小さくなるため，核DNA鑑定のみで血縁関係を肯定することは困難になる．そのような場合は，必要に応じてY染色体やX染色体の検査などが追加される場合がある．

また，母系血縁者の鑑定の場合，ミトコンドリアDNA鑑定を併用することができる．すなわち，ミトコンドリアDNAは母系遺伝するというユニークな特徴があるので，母と子の鑑定や同じ母親をもつ兄弟姉妹間の鑑定，世代をまたいだ母系の血縁鑑定のほか，母系を遡る研究を通じて人類学領域でも利用されている．

COLUMN

歯科医師・歯科衛生士のPTSD

熊谷　章子

遺体安置所での活動は，地元警察官主導で行われます．警察官は歯科的死後記録の作成を経験や訓練の有無を考慮せずに地元歯科医師に依頼する傾向にあり，頼まれた歯科医師はその責任感から引き受けます．また，このような過酷な現場に向かう歯科医師は，普段から仕事を共にする歯科衛生士と従事することを望むかもしれません．歯科医師・歯科衛生士は，犠牲者の歯科的死後記録採取のための十分な知識を持つ適任者といえます．しかし，損傷の激しいご遺体や幼いご遺体を目の当たりにし，大きな心的ストレスを受けた結果発症するPTSDが懸念されます．したがって，訓練を受けていない者を遺体安置所で活動させるか否かは，慎重に判断しなければいけません．災害犠牲者が多数で人的資源が足りないのであれば，地元だけで解決しようとせず，他の地域の有識者に協力要請をすること，災害がさらに大規模なのであれば，国内だけではなく，他国からの支援受け入れ体制を整えることも必要です．災害関連死の原因として，肺炎はどの災害でも20～30％を占めています．災害関連疾病を予防するための活動は災害発生直後から急務となり，生活環境が整わない多数被災者への誤嚥性肺炎予防の口腔ケア活動は，歯科医師・歯科衛生士の重要な責務といえます．犠牲者の身元確認活動への協力も大切ではありますが，特に地元歯科医療従事者は，生き延びた地元住民の生きる糧と希望を育むためにも，歯科保健医療と自身の職場環境の復旧を第一に優先して活動すべきだといえます．

〈参考文献〉

1) 大國　勉：身元確認　歯や骨からのアプローチ，第1版．フリープレス社，東京，2001, 369-436.
2) Frank P Saul, et al.：The Disaster Mortuary Operational Response Team (DMORT) Model for Managing Mass Fatality Incidents (MFIs) in the United States of America (With Special Emphasis on the Role of the Forensic Anthropologist). Rev Colomb de Ciencias Forenses, 1 (1)：1-15, 2002.
3) 警察歯科医会・身元確認マニュアル　改訂版．社団法人日本歯科医師会警察歯科医制度検討委員会，東京，2008, 21-24.
4) Sue Black, et al：Disaster Victim Identification Experience and Practice, CRC Press, US, 2011, 1-8.
5) 髙取健彦：NEWエッセンシャル法医学，第5版．医歯薬出版，東京，2012, 436-438.
6) 菊月圭吾ほか：東日本大震災における身元確認作業．岩医大誌，37, 2012, 74-84.
7) A Cerritelli-Char of Australasian Disaster Victim Identification Committee (ADVIC)：Disaster Victim Identification Guide, INTERPOL, 2014, 52-81.
8) Nak-Eun Chung, et al.：Waiting and Condolence － DVI Manual, Book Studio Siot, Seoul, 2015, 90-131.
9) 熊谷章子：東日本大震災における身元判明に至らない死体に関する検討．神奈川歯学，50巻記念特別号，2015, 96-102.
10) 日本経済新聞「身元確認　歯型が有効」2016年3月13日付朝刊，12（34）．
11) Plass Data DVI SYSTEM INTERNATIONAL, 2014 Plass Data Software A/S. UK. http://www.plassdata.com/products-services/software-products.html

CHAPTER 9

事例から学ぶチーム医療

学習目標
1. 東日本大震災の事例から災害時の歯学部における対応について理解する．
2. 東日本大震災の事例から災害時の歯科技工士の役割について理解する．
3. 新潟県中越地震の事例から災害時の歯科衛生士の役割について理解する．
4. 2016（平成28）年の熊本地震の事例から災害時の多職種との協働について理解する．

1 大規模災害発災：歯科大学・歯学部はどのように行動するか ―東日本大震災での対応から学んだこと―

1. 歯科大学・歯学部がすべきこと

　今後予測される大規模災害時に歯科大学・歯学部は何をすべきか，いかに行動すべきか．わが国あるいは世界のどこかで大規模災害が発災した場合，歯科医療従事者の果たすべき役割は地理的，社会的な要因によって異なる．ここでは東日本大震災での経験を踏まえながら歯科大学・歯学部も被災した場合，被災地へ救援のために出向く場合を広く想定し，活動，対策を考える[3]（図9-1）．

1）教職員・学生の安全確保，安否確認

　大規模災害発災時，歯科大学または大学の歯学部は，1つの組織として構成員の安全確保ならびに安否確認を最初に行わなければならない．これが，その後の災害対応活動を発動するうえでの基盤となるため，迅速な対応が求められる．

- 構成員の安否確認に必要な名簿の整備，これは日々の出張や欠席などを含め講座，学年などの単位ごとに整備しておく．
- 具体的に機能しうる連絡網を常に整備しておく．
- 学生を含めた避難訓練は入念に行う．
- 災害対応マニュアルの策定と，それに従って什器や実験機器の転倒防止対策を行う．

2）災害時における活動拠点の確保

　組織的な活動を行うために，対策本部を学内に設置し情報発信・集約の場とすることが

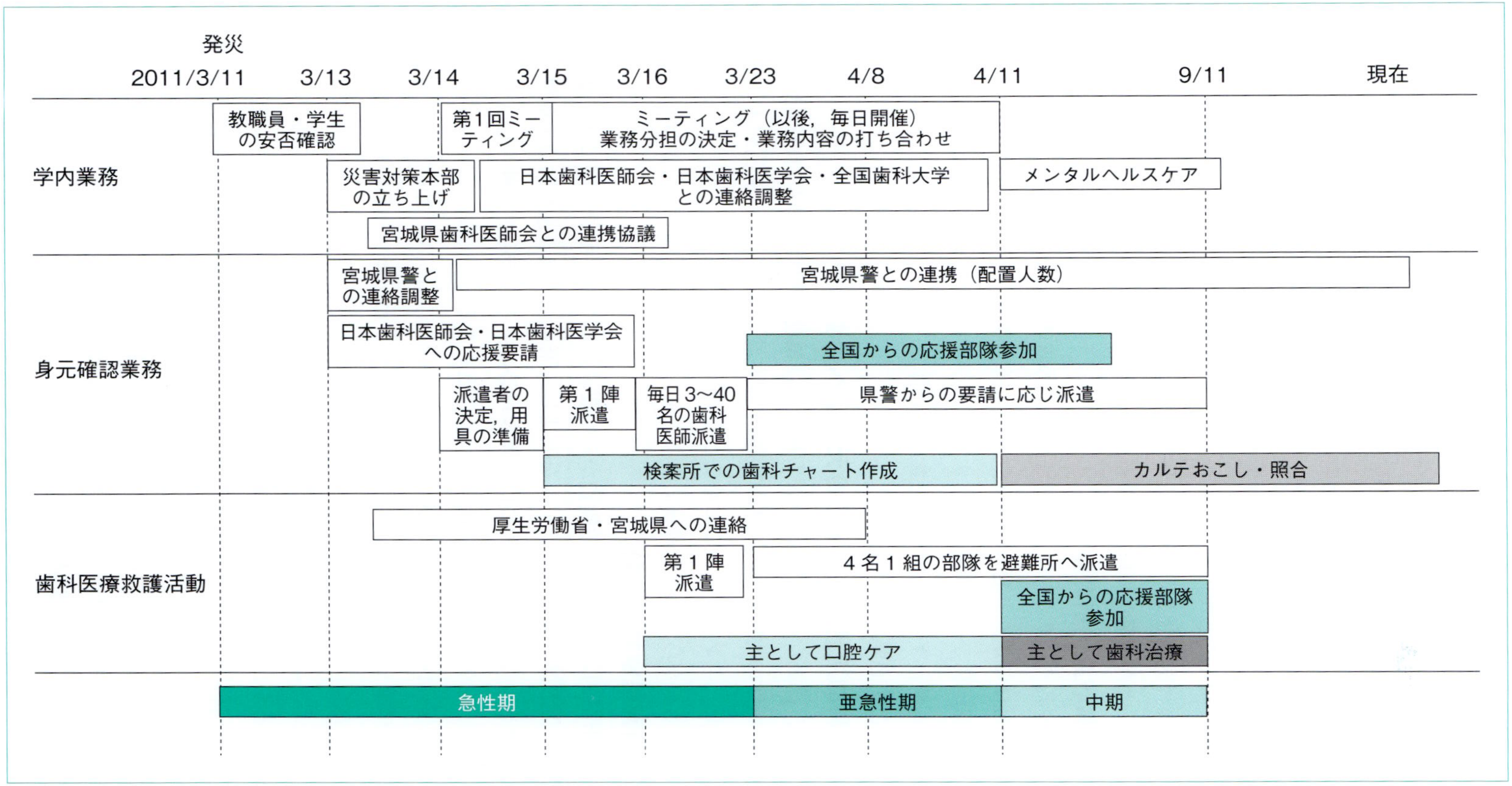

図 9-1 東日本大震災における東北大学歯学部の活動概要

有効である．

　また，構成員の中には日々の食料に困窮する人もいる．非常用飲料水，食料品の備蓄はもちろんのこと，非常時にも緊急に調達できるような体制整備を行う．

3）社会的位置づけの整備

　東日本大震災の際，当大学は宮城県歯科医師会と連携協力協定を結び，ともに災害対策本部をつくり，歯科医師会会長と歯学研究科長が本部長を務めた．これにより当大学も身元確認，医療救護，さらには宮城県警察，宮城県との折衝に，歯科医師会との連携のもと主動的に動くことが可能となった．

　地元歯科医師会との密な協力体制を日頃から構築し，このような協定をあらかじめ結んでおくことが有事への備えとなる．

4）情報収集体制の整備

　活動を行うにあたっては正確な情報が必要である．被災地では通信等も混乱し情報収集が困難となるが，上記の体制は，日本歯科医師会，厚生労働省，県，警察あるいは医師会など関連団体からの情報を収集するうえで有用である．これらの情報は，被災地へ出向いたチームが日々もたらす情報を含め，全体ミーティングで構成員と共有し，その精度を高めることが必要である．

5）歯科的所見採取による身元確認への協力

　震災，津波などの際，犠牲者の身元確認業務は歯科医師が行うべき重要な責務である．歯科法医学の専門家のみならず各歯学部在籍の多くの歯科医師が本業務へ対応できるよう，トレーニングを積んでおくことが求められる．

　しかしながら，過酷な業務であるため，派遣者は志願者から選ばれるべきである．

6）歯科医療救護活動

　歯科医療救護は，厚生労働省からの要請に基づき，亜急性期に被災地の避難所や移動診療車，仮設診療所などへチームを派遣し，緊急性のある歯科医療を提供することを目的としている．しかし，現実的には避難環境等による口腔衛生状態の悪化，誤嚥性肺炎予防のための口腔ケア，口腔衛生指導も行うこととなる．

　日本歯科医師会の依頼に基づく派遣，あるいはJMATとしての参加となる．これらのルートに乗らない派遣は，現地の混乱を招くことが多々あるため，派遣ルートを事前に確保しておくことが望ましい．

　派遣チームは，被災地の診療室ではないところでの歯科活動にあたり，現地において何ができるか，何をなすべきかをしっかり理解し，在宅，介護施設などでの治療・指導経験のある歯科医師，歯科衛生士，歯科技工士からなるチーム編成が必要である．さらに，派遣チームは，現地では現地の支援拠点，コーディネーターの指揮下での活動が求められ，他職種との連携・理解が求められる．被災地の大学としてチームを派遣することを想定すると，在宅訪問診療用モバイルユニットなどを保有していることは有利である．

7）歯科保健（口腔ケア）支援活動

　発災後は避難所等での生活が続き，飲料水や口腔ケア用品の不足，菓子パンなどに代表される供給される食品の性状，さらにプライバシーの確保ができないことなどの要因によ

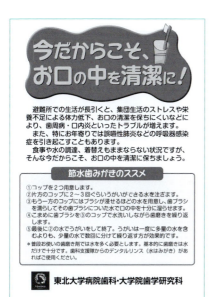

図 9-2 避難所配布資料（東北大学病院歯科・大学院歯学研究科）

り，口腔衛生状態の悪化が広く認められる．

　避難所や施設，学校などを訪問しての口腔ケアの支援活動は重要であり，大学等も情報発信などに努めるべきである．東日本大震災時に当大学は簡単なリーフレットを避難所に配布し好評を得た（図 9-2）．熊本地震の際にも日本歯科医師会を通して現地で活用された．

8）教職員・学生のメンタルヘルスケア

　身元確認業務では，子どもを含めた多数の遺体に触れ，さらに遺族を目の当たりにすることもある．医療救護で被災地を訪れる際にも悲惨な状況に遭遇する．そのため，教職員・学生のための組織的なメンタルヘルスケアのプログラムを設けることは必須であり，活動開始とともに検討すべき事項である．

2　災害時の歯科技工士の役割
　　　―東日本大震災の事例から―

1. 災害時の歯科技工士の必要性

　大規模災害が発生すると，長期化する避難生活を余儀なくされる．特に義歯を装着している避難者が義歯の紛失や破損，不適合といった症状を抱えていれば，口腔内状況がさらに悪化し，食生活や生活の質の低下につながる．このことからも，大規模災害時における歯科医療において，歯科技工士の役割は非常に重要である．

　特に義歯の紛失や破損のため食事がとれない高齢者にとっては，栄養状態の維持が困難となり，避難所生活における生活の質の著しい低下が容易に推察される．これらのことから，咀嚼機能をできるだけ早期に回復する必要性がある．

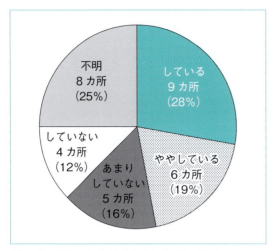

図 9-3 避難所における義歯の着脱の状況

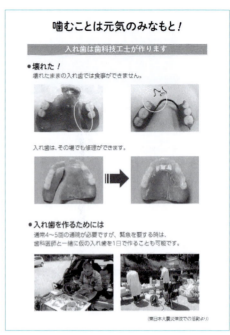

図 9-4 災害時の歯科保健リーフレット〈抜粋〉（岩手県歯科医師会制作）

2. 岩手県の避難所における義歯の着脱状況[5,6]（図 9-3）

　普段着脱を「していない」「あまりしていない」の回答が，約3割にあたる避難所で認められた．

　義歯の洗浄の状況では，「している」「ややしている」と回答のあった避難所は，全体の4割に満たない状況であった．

　避難所における義歯の着脱・清掃状況は，口腔衛生環境の悪化に加え，不慣れな避難所での共同生活を強いられていることから，義歯を外して清掃するという行為に抵抗を覚えたことが大きな要因と考えられる[5,6]．

　また，避難所調査から「口腔に関する問題点」として，治療のニーズが多いにも関わらず「近くに歯科医院がなく，避難所からの通院手段もない」といった状況も把握できた[9]．

3. 災害時における義歯の役割

　義歯のもつ役割には「よく噛めるようになり，食生活が豊かになる」「発音がはっきりする」「若々しさを保つ」などがある．被災地においては，義歯を早期に装着することは咀嚼機能の回復および栄養摂取を確保し，人命をつなぐという非常に重要な任務である．さらに，審美面での回復をもたらし，それが精神的な支えになり，復興に向けての行動を起こすきっかけになる（図 9-4）．

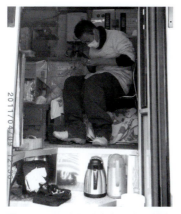
図 9-5　移動歯科診療車内で義歯の製作を行う歯科技工士

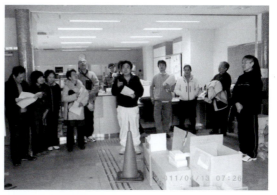
図 9-6　歯科医療対策班によるミーティングの様子

4. 災害時の義歯製作

　災害時の義歯の製作は，通常の臨床手順とは異なり早期に装着する必要がある．早期に義歯を使えるような「即日義歯」あるいは「2回法による義歯作製」などによる対応が求められる[7,8]．あくまでも被災地の歯科診療所が復旧するまでの暫間的なものとなる（図 9-5, p.65 参照）．

　また，義歯は，簡便で一般的に普及している材料で製作できることが望ましい．

　なお，寒冷地では気温が低いことから印象材や石膏の硬化に問題が生じることがある．印象材の練和にはポットに持参した温水を使い，石膏には食塩を入れて硬化を促進するなどの工夫が必要である．

　咬合採得や人工歯排列といった製作過程は同じなので，普段から義歯の製作に慣れておくことが必要である．

　また，災害時には物資が不足することが予想され，災害時の支援活動に備えて歯科技工用品をストックしておくことが重要である．

5. 組織の整備と多職種との連携

　歯科技工士の活動は，個々に行う活動というより組織としての活動が中心であり，歯科医師および歯科衛生士などとの協働となる．行政を含めた多業種との連携体制，特に歯科技工物の製作にあたっては，歯科材料の調達がスムーズに行えるよう，歯科材料店などの協同組合との連携も必要である．

　今後は，多業種連携のもとでの合同研修が必要であるため，歯科技工士会の組織を整備し，大規模災害発生時に迅速に行動できる支援体制の確立が急がれている（図 9-6）．

3 災害時の歯科衛生士の役割
─新潟県中越地震・新潟県中越沖地震の事例から─

1. 新潟県中越地震の教訓に基づき実施された新潟県中越沖地震歯科支援活動の特徴

【支援の特徴】
①福祉避難所の設置に伴う要配慮者への口腔ケア[13]
②幼児・学童への口腔ケア指導
③中長期的歯科保健支援活動の実施
④居宅療養管理指導への継続など

新潟県中越沖地震の支援活動は新潟県中越地震の教訓をもとに実施された．先遣隊を派遣して速やかに災害対策本部を設置し，外部支援コーディネーター[本部]（歯科医師）を配置して，現地支援コーディネーター（行政歯科衛生士）と連携を図りながら進められた（図9-7）[12]．

2. 新潟県中越沖地震における歯科支援活動

震災後は，避難生活の長期化に伴い災害関連疾病の予防が重要となり，口腔保健は肺炎

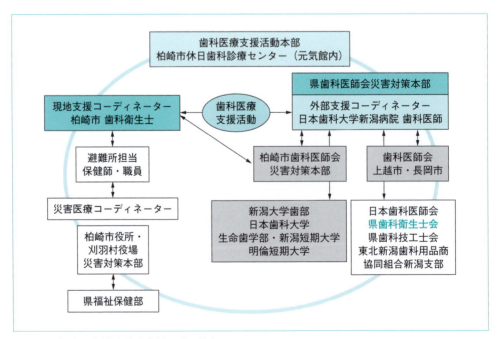

図9-7　新潟県中越沖地震支援活動の体制

（柏崎市役所 相沢朋代歯科衛生士提供資料を改変）

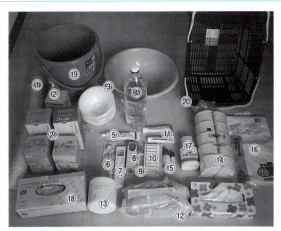

①紙コップ
②速乾性手指消毒薬
③うがい吐き出し用容器（発砲スチロール性の容器で代用）
　：膿盆やガーグルベースン，洗面器でもよい
④ペットボトルの水（うがいおよび義歯洗浄用）
　：うがいができない方には口腔内清拭用ガーゼを準備
⑤義歯安定剤　　⑥舌ブラシ　　⑦義歯ブラシ　　⑧くるリーナブラシ
⑨スポンジブラシ　⑩口腔用軟膏　⑪保湿ジェル　⑫ティッシュ，ハンドタオル
⑬ウエットティッシュ　⑭入れ歯ケース　⑮洗口剤　⑯ゴミ袋
⑰義歯洗浄剤　⑱グローブ（S・M）　⑲バケツ　⑳物品を運ぶかご
㉑歯ブラシ
　：幼児，学童，大人用を準備，指導後に無料で提供
　：高齢者等対象者によっては歯ブラシの硬さについても考慮して提供

図 9-8　巡回用口腔ケア用品

や生活不活発病の予防において重要であることから，以下の準備が必要である．
　①口腔ケア班の編成
　②巡回スケジュールの作成
　③必要物品（口腔ケアの基本セット）の準備（**図 9-8**）
　④従事者用マニュアルの作成と周知
　⑤口腔ケア啓発チラシの作成と配布
　⑥アセスメント票・記録様式の作成（**図 9-9**）など[14]

3. 新潟県中越沖地震における中長期的歯科保健支援活動

　中長期的歯科保健支援活動（健康サポート事業）として実施された（**図 9-10**）[15]．具体的には，福祉避難所利用者を中心に，希望者に口腔アセスメントを実施し，追跡調査を行った．訪問口腔ケア指導の内容を以下に示す（**図 9-11**）．
　①要配慮者に対する訪問口腔ケア指導
　②保護者，介護者などに対する健康教育など
　③訪問指導等で抽出された治療が必要な人への歯科医療機関との受診調整[16]

中越沖地震　要介護・要援護高齢者口腔ケア　アセスメント票

氏名　　　　　　　　　　年齢　　　　性別　男性　女性
施設名

【摂食状況】□ 経口　　□ 経管栄養（胃瘻含む）
【口腔衛生状況】
口腔清掃　□ なし　□ あり　　義歯清掃　□ なし　□ あり
【口腔清掃自立度】
□ 0. 自立　　□ 1. 一部介助　　□ 2. 全部介助
【義歯使用状況】
□ なし　　□ 欠損部位なし　　□ 欠損部位あり
□ あり
上顎　□ 総義歯　□ 局部床〈大〉　□ 局部床〈小〉
下顎　□ 総義歯　□ 局部床〈大〉　□ 局部床〈小〉
※局部床〈大〉9歯以上，局部床〈小〉0〜8歯
【歯式】

8	7	6	5	4	3	2	1	1	2	3	4	5	6	7	8
8	7	6	5	4	3	2	1	1	2	3	4	5	6	7	8

C：未処置齲蝕　　C4：残根　　△：喪失歯
【義歯の汚れ】
□ 0. なし
□ 1. 食物残渣
□ 2. 歯垢が付着
□ 3. 歯石が沈着
【食物残渣】
□ 0. なし
□ 1. 1か所
□ 2. 2か所
□ 3. 3か所以上

【歯垢】
□ 0. なし
□ 1. 1/3未満の付着
□ 2. 1/3〜2/3の付着
□ 3. 2/3以上の付着
【歯肉】
□ 0. 正常
□ 1. 軽度の歯肉炎
□ 2. 中等度の歯肉炎
□ 3. 重度の歯肉炎

【口臭】
□ 0. なし
□ 1. 口腔から15cmの位置で臭いを感じる．
□ 2. 口腔から90cmの位置で臭いを感じる．
□ 3. 口腔から30cmの位置で顔をそむける．
【舌苔】　　　　　　　　　【口腔粘膜】
□ 0. なし　　　　　　　□ 1. なし
□ 1. 舌の1/4に付着　　□ 2. 発赤
□ 2. 舌の1/2に付着　　□ 3. びらん
□ 3. 舌全体にある　　　□ 4. 潰瘍
【口腔乾燥】
□ 0. なし
□ 1. 粘稠な唾液がみられ，やや乾燥している．
□ 2. 唾液分泌がほとんどなく，乾燥している．
□ 3. ひどく乾燥し，舌の発赤や口蓋に痂皮固着物の付着あり．
【その他】
□ 口呼吸　　□ 口腔カンジダ症　　□ う蝕
□ 不良補綴物（脱落やDULの可能性あり）
□ 動揺度〈3以上〉
【特記事項】

【専門的口腔ケア】　　【口腔衛生指導】　　【歯科治療】
□ 要　□ 否　　　　□ 要　□ 否　　　　□ 要　□ 否

記録者氏名　　＜所属＞

図 9-9　要介護・要援護者の口腔アセスメント票（新潟県中越沖地震の際に使用したもの）

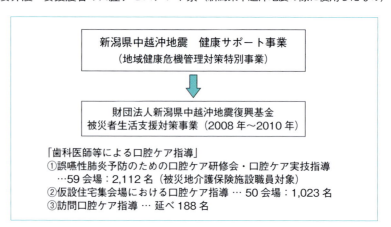

図 9-10　健康サポート事業の概要

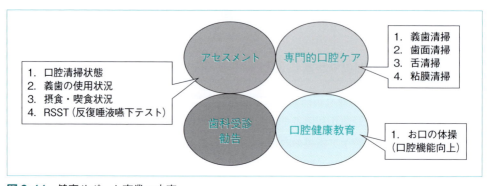

図 9-11　健康サポート事業の内容

これらの実施により，震災直後の福祉避難所における口腔アセスメント結果と比較すると，「義歯のプラーク・歯石の付着」「口腔や義歯の清掃」に改善傾向が認められた[17]．

　今後の災害対策において，災害時要配慮・要介護高齢者に対する誤嚥性肺炎や生活不活発病など災害関連疾病予防対策は，災害保健医療支援の中でも重要な課題であり，特に避難生活中の口腔ケアは優先的支援である．平常時から医科や福祉分野との連携を強化しておくことは，災害時の迅速かつ組織的な歯科支援活動につながる．

4　多職種との協働 ―熊本地震の事例から―

1. はじめに

　2016（平成28）年の熊本地震発生から約1週間後である4月22日に熊本県から日本歯科医師会を通じて歯科医療支援要請があり，それにより熊本県歯科医師会とともに，福岡県歯科医師会，大分県歯科医師会，宮崎県歯科医師会および九州大学，九州歯科大学および福岡歯科大学の3大学の附属病院が協働して南阿蘇村へ歯科支援（口腔機能支援）を行うこととなり，4月23日～5月22日までの1カ月間，多職種連携の医療支援活動を行った[18, 19, 20]（図9-12）．

2. 他職種（医師・看護師・医療支援団体）との連携

　毎朝・夕に多職種が集まり活動内容や問題点などを報告し，問題解決のために全体ミーティングや必要な職種ごとのミーティングが行われ，毎日の活動内容を決定する歯科支援チームも参加し支援活動を行った[21]．

1）歯科支援チーム（口腔機能支援チーム）の役割

　以下に歯科支援チームの役割を示す．

- ・避難所の自立した被災者の口腔アセスメント
- ・歯科的な応急処置（義歯の調整，口腔内の外傷や急性炎症に対する対応など）
- ・誤嚥性肺炎予防のための口腔ケア
- ・口腔衛生用品の配布などを含めた地元の歯科診療所の後方支援
- ・介護施設や居宅および避難所の要介護被災者に対する口腔アセスメント（3つのレベル（生活全般，歯科・集団，歯科・個人）でのアセスメント）[21]，口腔ケア支援や食事指導，摂食嚥下支援

> - 災害派遣医療チーム（DMAT）
> - 日本医師会災害医療チーム（JMAT）
> - 日本赤十字病院チーム
> - 災害派遣精神医療チーム（DPAT）等の医科チームとその他
> - 日本薬剤師会チーム
> - 大規模災害リハビリテーション支援関連団体協議会*（JRAT）
> - 日本栄養士会チーム（JDA-DAT）
> - 歯科支援チーム（口腔機能支援チーム）
> - 地元の医師，歯科医師，歯科衛生士，保健師，民間団体からの事務員
> - 自衛隊（適時）

図 9-12　南阿蘇災害対策本部のもとで医療支援連携を行った主な団体
（*現：日本災害リハビリテーション支援協会）

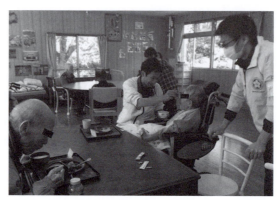

図 9-13　被災した高齢者施設の食事形態・姿勢保持の指導

3. 震災時の摂食嚥下リハビリテーションについて

1）摂食嚥下リハビリテーション

　JRATの主要目的の1つに生活不活発病の予防があり，この対象者は歯科支援チームが支援すべき「機能的口腔ケアが重点的に必要な被災者」と共通することが多いことから，JRATと歯科支援チームが協働して支援にあたることは非常に重要である．

　これらの支援活動は，限られた人的物的資源を有効に活用するため，被災前と同程度の生活を目指したものであり，今回は摂食嚥下機能の積極的な改善を目的としなかった．

【活動事例】
- JRATの言語聴覚士とともに，多職種で摂食嚥下関連の支援を行うことができた．
- 震災が原因となるオーラルフレイルの予防を目標に，嚥下のスクリーニングと簡単な間接訓練，食事形態・姿勢保持についての個別指導を行った（図 9-13）．

2）栄養士との協働

　栄養士との協働は，被災者の立場に立った食事の提供，健康の維持のために重要である．

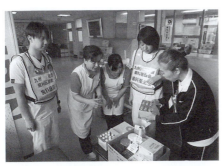

図9-14 介護施設スタッフへの物資供給

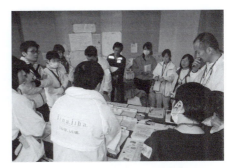

図9-15 地元の歯科医師・歯科衛生士との情報交換の様子

【活動事例】
- おにぎりを高齢者や小児にも食べやすいよう通常のサイズに変更（自衛隊から避難所に提供されていたのはすべて大きなサイズであった）．
- お粥の提供を開始（常食の摂取が難しい人，高齢者，乳児を対象）．
- とろみ剤を援助物資とともに必要な介護施設に提供（図9-14）．

4. 歯科支援チームの歯科衛生士と保健師・地元の歯科衛生士との連携

1）保健師との連携の意義

地域の介護施設の情報を提供してもらうことで支援活動は円滑に行うことができる．

【活動事例】
- 災害支援保健師は居宅訪問において口腔衛生用品（歯ブラシや義歯用ブラシ，歯磨剤や義歯洗浄剤）の支援物資を配布した．この配布は，被災者とのコミュニケーションを円滑に進めるのに有効であり，被災者のニーズの発掘として活用することができた．

2）地元の歯科医師・歯科衛生士との連携の意義

- 地域の特性を知る地元の歯科医療従事者からの情報の提供は，避難所の被災者と支援チームとのつなぎ役となる（図9-15）．
- 介護施設においては施設スタッフとのつなぎ役を果たすことができる．
- 要介護者への口腔ケア（図9-16）において，地元の歯科医療の復旧を支援できる．

5. 急性期から慢性期での多職種による連携災害支援活動に必要な要素

①被災現場における事前情報の入手
②各活動班への情報の提供
③多職種による連携の重要性の認識
④口腔保健に関する継続的な衛生指導
⑤施設や居宅の介護者への継続的教育支援（図9-17）
⑥最終的な活動内容を地元歯科医師へ引き継ぐ

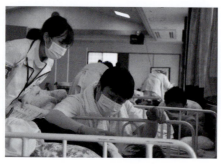

図 9-16 被災した高齢者施設で口腔ケアを行っている様子

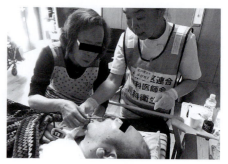

図 9-17 要介護被災者家族への口腔ケアの指導の様子

なお，活動支援には，地域や個人を把握しているコーディネーターの存在が必要不可欠である．

5 災害時のリハビリテーションと歯科との連携 ―熊本地震の事例から―

1. 災害時におけるリハビリテーションの意義

災害時のリハビリテーション（以下，リハ）はいわゆる「生活不活発病予防等の健康管理」が基本となる．避難所や仮設住宅といった環境のなかでいかに「自立支援」を果たせるかがとても大切であり，チーム医療として取り組むべきものである．

2. 災害という非常時に，「食べる」「摂食」はどう変わるのか？

災害時要配慮者（災害弱者）である高齢者，子ども，障害児者などは避難所生活に環境が変わると，生活動作の自立が困難になる．たとえば，背もたれのある椅子に座ることでどうにか食べていた高齢者が，床に座って食べるという行為は身体が不安定になり，上肢動作が大変になることで，誤嚥リスクが上がる．体力を消耗し，摂食量が減ることで，肺炎発症や生活不活発病を起こし，さらに機能が低下するといった悪循環に陥りやすい．

「摂食嚥下能力」を維持するためには，口腔機能を主としてみる歯科関連職だけでなく，飲み込むという運動神経生理機能を扱う言語聴覚士（ST）や，ポジショニングや姿勢制御や食べるための上肢運動を扱う理学療法士（PT）・作業療法士（OT）も摂食嚥下チームの一員であり，多職種連携が必須である．

3. STとリハ職関連との連携の重要性

　災害時における「食べる」支援体制は，歯科領域では歯や口腔内の環境維持はもとより口腔機能を低下させず，しっかり食べることができるアプローチが求められる．東日本大震災以降，現場では歯科とリハ，栄養などのそれぞれの職種による連携が求められるようになった．その中でもSTは嚥下チームとして必須とされる．避難所，福祉避難所などで摂食嚥下の問題を抱える避難者は車椅子生活者や要介護者であり，多様な身体機能障害の合併に対して，適した食事形態や姿勢の評価，調整までが必要となる．

4. 災害時のリハ活動を知る：JRATの組織

　JRAT（日本災害リハビリテーション支援協会）は，リハ関連職が発災初期から行政や関連団体（DMAT，JMAT，DPATなど）と連携して，避難所での生活支援，生活不活発病・二次障害の予防に向けた支援，また，災害に対する平常時の準備のためのリハ支援を行う機関である（http://www.jrat.jp/）．歯科衛生面，摂食嚥下面，栄養・食事面からの密接な情報共有，各専門領域の適切な支援がとても重要となっており，歯科関連職との密接な連携が必要である（**表9-1，図9-18**）．

COLUMN

2016（平成28）年の熊本地震災害時の歯科とSTの連携

黒木　洋美／横山　茂幹

　宮崎では普段から歯科とSTが協働して，飲み込みに心配のある人を診ています．2016（平成28）年の熊本地震の際の派遣時期および先遣隊からの情報としては，第2期（応急対応期）以降のフェーズになってきており，歯科チームに宮崎JRATからSTが帯同して口腔機能支援チームとして活動しました．実際の活動支援では，巡回中にSTとしての介入が必要であったケースは全体の5割程度，内容は嚥下機能および食事形態の評価，食事姿勢の調整などに対して，リハビリテーションの知識や指導が必要であることがわかりました．施設や在宅へのケア介入も行い，指導した内容などを地元の歯科医師へつなぐことができました．

表 9-1 各専門職の時期別の災害リハビリテーション支援内容（宮崎 JRAT 作成）

	初期修復期		復旧期	復興期
リハ医	病院：一般診療＋リハ介入必要の判断（リハ指示，装具指示），**嚥下機能評価**		避難所： ・リハ介入必要の判断（リハ指示，装具指示） ・嚥下機能評価および訓練指示，アドバイス等を行う ・関連機関と連携し，JRAT 全体の総指揮を行う	避難所： ・リハ介入必要の判断（リハ指示，装具指示） ・**嚥下機能評価および訓練指示，アドバイスを行う** ・関連機関と連携し，JRAT 全体の総指揮を行う
	避難所：リハ介入必要の判断（リハ指示，装具指示），**嚥下機能評価**			
リハナース	病院：一般看護＋リハ看護必要度評価および実践（ADL 環境整備，指示など）		避難所： ・関連職種（保健師，CM など）との連携，調整等 ・現場での医療，介護の実践	
	避難所：リハ看護必要度評価および実践（ADL 環境整備，指示など）			
PT（理学療法士）	病院・施設： ・現場のリハ責任者へのサポート（現場でのリハ評価，訓練等の必要度チェック⇒人員派遣の調整） ・リハ医指示時の連携・調整・実務的サポート	避難所： ・避難者の生活機能・環境チェック⇒必要な環境整備品の調達，配備 ・リハ医，各部署との連携 ・運動指導	避難所： ・避難者の生活機能・環境チェック⇒必要な環境整備品の調達，配備 ・リハ医，各部署との連携 PT：運動指導（DVT 予防，体力維持，活動向上） OT：生活に必要な ADL 指導，アドバイス，ADL 物品の作成，調達，指示など	避難所： ・介護予防：生活不活発病の防止 PT：運動指導，教室の開催 OT：生活の質を考慮した環境調整，仕事や社会参加等の相談 他機関との連携調整
OT（作業療法士）				
ST（言語聴覚士）	病院・施設，避難所： ・嚥下困難者の評価，食事（食種）選択，摂食時の指示，サポート ・嚥下食の調達・配備の調整を関連機関と図る ・聴覚・コミュニケーション困難者の評価，サポート，関連機関との調整		避難所： ・**嚥下困難者評価および摂食に関する指示，アドバイス** ・**食品・備品のサポート，調整** ・介護予防：口腔体操の指導，コミュニケーション方法に関する助言・指導，聴覚・コミュニケーション困難者が利用しやすいコミュニティ活動支援	
PO（義肢装具士）	病院・施設，避難所：必要な装具，歩行関連物品等の調達，配備，リハ医の指示があれば，必要装具の作成，介護関連，福祉用具関連業者との連携・調整		「Draft of reuse-brace system」宮崎版考案 PO，リハ医，リハ関連職種で不要になった装具（コルセット，サポーター，下肢装具，歩行指示関連機器など）を回収，備蓄しておく（ユーザーへの啓蒙，理解を促し，再作成時に旧装具を引き取るシステム）	
CM（ケアマネジャー）	病院・施設，避難所： ・利用者の安否，身体状況，生活環境の確認 ・個別アセスメント，スクリーニング ・関連職種への情報提供		避難所： ・個別アセスメント，要援護者のスクリーニング ・介護保険申請の支援および調査 ・関連職種への情報提供 ・ケアプラン見直しの必要性の確認 ・生活不活発病および感染症に対する注意喚起	

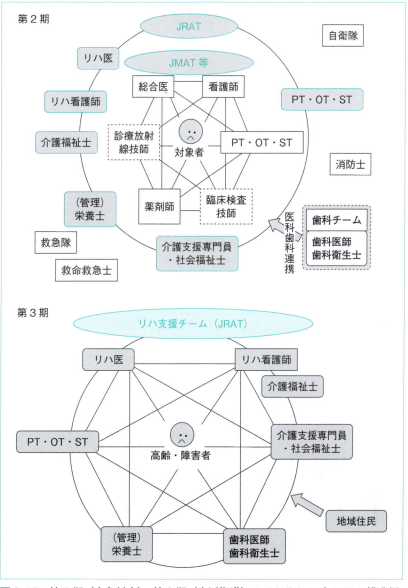

図 9-18　第 2 期（応急対応）～第 3 期（生活指導）の JMAT および JRAT の構造例
(東日本大震災リハビリテーション支援関連 10 団体『大規模災害リハビリテーション対応マニュアル』作成ワーキンググループ企画・編集：大規模災害リハビリテーション対応マニュアル．医歯薬出版，2012)

災害法制を知る　④災害弔慰金法と災害弔慰金

岡本 正

　災害弔慰金は，「災害弔慰金の支給等に関する法律」に基づき，一定規模の自然災害により亡くなった方のご家族に対し支払われる見舞金です．行方不明となり3カ月が経過した場合には，その行方不明者は亡くなったものと推定するという扱いになっています．また，いわゆる「災害関連死」（p.68）の場合も支給対象になります．

　金額は，生計維持者が死亡した場合は500万円で，それ以外の者が死亡した場合は250万円です．亡くなった方が，残された家族の生計を維持していたといえるかどうかについては，生活の実態や収入額の比較を行うなどにより，市町村ごと判断することになっています．

　災害弔慰金を受けとることができるのは，(1) 配偶者（事実婚を含む），子，父母，孫，祖父母のなかのだれか，(2)(1)の該当者がいない場合には，死亡した者の死亡当時における兄弟姉妹で当時同居していたか又は生計を同じくしていた者のなかのだれか，となっています．

　家族を失うという悲惨な状況で，これからの生活資金を真に必要としている方は多いはずです．災害弔慰金制度が利用できる場合には，市町村窓口への申請を漏らすことがないように，周囲からも情報支援をすることが不可欠になります．

〈参考文献〉

1) 佐々木啓一，小関健由：東北大学歯学研究科から見た大震災対応．42/43（1-2）：9-11，みちのく歯学会雑誌，2012．
2) 長　純一，永井康徳編：スーパー総合医―大規模災害時医療．中山書店，東京，255-261，2015．
3) 中久木康一ほか編：災害時の歯科保健医療対策―連携と標準化に向けて．一世出版，東京，72-75，2015．
4) 長　純一，永井康徳編：スーパー総合医―大規模災害時医療．中山書店，東京，74-78，2015．
5) 岩手県歯科医師会：岩手県歯科医師会報告書 2011.3.11．東日本大震災と地域歯科医療．岩手県歯科医師会，岩手，2012．
6) 西郷慶悦ほか：東日本大震災における岩手県沿岸地区避難所の口腔衛生に関わる環境と避難者の保健行動．岩手公衆衛生学会誌，24：13-17，2013．
7) 皆木省吾，黒住明正：大規模災害時の暫間的有床義歯製作法～義歯紛失患者の咀嚼機能早期回復のために～．日本歯科医師会雑誌，63（3）：21-32，2011．
8) 日本災害時公衆衛生歯科研究会：災害時の歯科保健医療対策―連携と標準化に向けて―．一世出版，東京，161-174，2015．
9) 西郷慶悦ほか：東日本大震災被災地での移動診療車による歯科医療活動．日本歯科医療管理学会雑誌，48：96-99，2013．
10) 中久木康一，岩嶋秀明，岡安晴生：大規模災害時の歯科保健医療体制における歯科技工士の役割と準備状況　平成21年度厚生労働科学研究費補助金（健康安全・危機管理対策総合研究事業）分担研究報告書．67-90，2010．
11) 渡辺美幸ほか：新潟県中越大震災における歯科医療救護活動からみた歯科衛生士の課題．日衛学誌，1（2）：34-39，2007．
12) 相沢朋代ほか：中越沖地震歯科医療支援活動における現地支援コーディネーター業務に関する検討．日衛学誌，4（1）：119，2009．
13) 船岡陽子ほか：新潟県中越沖地震直後の福祉避難所における要援護者に対する巡回口腔ケア．日衛学誌，4（1）：121，2009．
14) 中久木康一編：歯科における災害対策　防災と支援．砂書房，東京，2011．
15) 関口恵理子ほか：新潟県中越沖地震における健康サポート事業の取組．日衛学誌，4（1）：120，2009．
16) 久保山裕子ほか：大規模災害　今，歯科衛生士にできること　報告3「新潟県中越沖地震における歯科衛生士の活動から得たこと」．日衛学誌，6（1）：71，2011．
17) 柳川忠廣ほか：熊本地震　歯科医師会はどう動いたか．日本歯科医師会雑誌，61：988-996，2017．
18) 森田浩光ほか：2016年熊本地震における南阿蘇村への歯科医療支援活動報告（第1班）．福岡歯科大学学会誌，42：37-42，2016．
19) 都築　尊ほか：2016年熊本地震における南阿蘇村への歯科医療支援活動報告（第4班）．福岡歯科大学学会誌，42：43-46，2016．
20) 中久木康一：歯科における東日本大震災後の災害時保健医療体制の整備．Japanese Journal of Disaster Medicine，21：83-90，2016．
21) Kato T, Morita H, Tsuzuki T, Yamaguchi M, Ohta H, Tanoue D, Nakakuki K. Emerging role of dental professionals in collaboration with medical personnel in disaster relief following the 2016 Kumamoto earthquakes：implications for the expanding scope of dental practice. Int Dent J. 2019 Apr；69（2）：79-83．
22) 東日本大震災リハビリテーション支援関連10団体『大規模災害リハビリテーション対応マニュアル』作成ワーキンググループ企画・編集：大規模災害リハビリテーション対応マニュアル．医歯薬出版，東京，2012．

付 災害を経験して
―それぞれの立場から―

付章の内容と著者の所属は 2018 年 2 月時点のものです
（※付 11 のみ 2021 年 12 月に追記）

すべてを失ったときに教えられること

平成23年3月11日，午後の診療を始めて15分．微かな地震の揺れが次第に大きくなっていき，いつもの規模の地震なら止むはずの時間を過ぎても止まらない．診療していた患者さんを診療台から降ろし，大声で「気をつけろ！」とスタッフに言うのがやっとだった．3分は続いたのだろうか？やっと地震は収まった．しかし心の中では「また来るぞ」の思いはあった．私の診療所は海岸に近い場所だったが，津波を甘くみていた．陸前高田市は昭和35年のチリ地震津波でも建物の被害は床上・床下浸水だけだった．津波注意報や津波警報がたびたび出ても「またか」の思いで，実際避難所に行くのは半数いただろうか？実際2日ほど前にも震度4の地震があり津波警報が出ても私たちは診療を続け，結局津波は来なかった．

私は診療所から避難所になっていた海抜5mの小学校の校庭へ車で向かった．市役所の広報が「大津波が来ます！」と悲鳴のような声で放送していた．避難所に行くと，200～300人の住民が避難してきており緊迫した空気が流れていた．それでもまさかあんな大津波が来るとは誰もが想像していなかったと思う．

校庭の東側に見える堤防を波が超えたのを見て誰かが叫んだ．「波が堤防を越えたぞ！」7～8mはある堤防を巨大な茶色いスライムのような波が，われわれめがけて流れ込んでくる．頑丈な家をドミノ倒しのようにいとも簡単に呑み込みながら．

悲鳴があちこちから響き，一斉に住民は裏山に登り始めた．小学生，保育所の子ども達は保育士さんが抱き抱え，死に者狂いで駆け上がった．階段になった道は一本しかなかったので，大人達は子ども達にその道を譲り，滑りながら這い上がっていった．10m上の頂上で振り返って下を見ると，反対側からも津波が押し寄せ，何十軒ものバラバラになった家を呑み込みながら3階建ての校舎に体当りした．

崖の直下を見ると，お年寄り2人程が引き波に飲まれ，すごい速さで拐われ，沖に流されていった．お年寄りは両手を広げ助けを求めているが，何もできない自分は茫然と立ち尽くすだけだった．「夢だよな？夢なら覚めてくれ！」

少しすると公民館のガスボンベが大きな音を出して爆発し，体育館に火がつき燃え始めた．再度悲鳴が上がり住民は山の奥に奥にと登っていった．どこまで行っても波が追ってきそうな気持ちになった．

1時間は歩いただろうか，林道に出た頃に雪が降ってきた．誰かが枯れ木などを集めて焚き火をし始めると皆が輪になり火を囲んだ．泣き出す子ども達がいた．夕方になり薄暗くなりはじめ，集団は民家のあるほうへ山を下り始めた．1時間位下ると公民館にたどり着いたが，停電で市の中心地に行く橋はすべて遮断され孤立状態だった．公民館にはすでに避難した中学生100人程がいて，隣接するお寺と神社に振り分けて一夜を過ごすことにした．近所の人たちが米を持ち寄り炊き出しをしてくれて，1人1個の塩おにぎりの夕飯をとった．毛布も子ども達が優先だったが3人で1枚の毛布しかなく，大人は身を包めて一晩を過ごした．一体外はどうなっているのか？テレビも停電で見られず，携帯電話も使えない状態で，「早く朝にならないか．夢であってほしい．朝起きると夢から覚めてたらいいなぁ」と考えるだけで，結局は一睡もできずに朝を迎えた．

だんだん周りが明るくなり，朝，丘の上に行き眼下を見たら，信じられない，とんでもない光景が目に入ってきた．

原爆でも落ちたらこうなるのか…．

生き物の気配など微塵もない瓦礫だらけの世界だった．しばし茫然とし立ち尽くした．10分ほど歩いてわが家の方角はどうなっているのか見に行ったが，途中で道路が水没し，その先まで行けずに避難場所に戻った．

皆パニックになっていた．携帯電話やインターネット，テレビなどの通信網が途絶えると人間は無力になる．しかし，自分達でなんとかしなければ生き残れない思いがある．

ガソリンスタンド，コンビニエンスストア，あってあたり前のものがなく，車は津波で流されてしまい，道路が寸断され瓦礫が四方八方を

塞ぎ，この地域を出ることさえできない．まさに陸の孤島に閉じ込められた気分だった．

空の上を自衛隊と思われるヘリコプターが飛び交うが，大声を上げて手を振っても救助に来てくれる素振りもない．食べるものも一般家庭数件が持っているものなんて200～300人でいただけば1日でなくなることは皆がわかっていた．

私が家族とともに小学校の避難所に入ったのは地震から丸1日過ぎたときだった．不安は募る一方でそれでも時間は過ぎていき，あっという間に2日目の夜がやってきた．小学校のコンクリートの教室は極寒だった．もちろん毛布など一切なく教室のカーテンを取り外し数名が足だけ入れて寝ることにしたが，暖をとるには足りなかった．

隣家の90歳になるおばあちゃんが夜中に咳き込みだした．喘息の発作なのか，肺炎を起こしかかったのか？なかなか咳が止まらないうちに嘔吐し始めた．電気もない真っ暗な中でお嫁さんが背中を擦りながら「我慢して」「頑張ってね」としかいえず，救急車を呼ぶこともできず2時間位その状態が続いた．皆が「死んでしまうのでは…」と思っていたに違いない．やがて咳は止まり，辺りは静寂になった．生きていてほしいとただ望みながら何時しか眠りに落ちた．

朝起きてみるとおばあちゃんは無事だった．この日から自衛隊が陸と空から行動を開始した．道路が通れるようになるまでは数日かかったが，ヘリコプターで物資が運ばれ，急病人や持病を持つ人は遠くにある病院まで搬送された．もちろん，昨晩咳が止まらなかったおばあちゃんも．

市内は瓦礫の下や車の中など至るところに遺体が閉じ込められており，消防団と自衛隊によって遺体安置所となる小中学校の体育館に運ばれていた．その後，隣町の体育館に運ばれ，市民が家族を探すために車で片道1時間ほど毎日通った．遺体は毎日毎日運ばれ続けた．私の家族は皆無事だったが，親戚の数人が見つからなかったため，遺体安置所通いをした．

人口23,000人余りの町で1,800人程が，たった数時間でいなくなってしまったのだ．安置所では目を背けたくなるような光景もあったし，その犠牲者は老若男女に及んでいた．そのほとんどが辛そうな表情を浮かべていた．生後間もない子どももいた．体の一部やほとんどを失った方も…．

そのような遺体の一つひとつを岩手県歯科医師会から派遣されて検案する先生方には頭が下がった．

震災後20日ほどで県歯科医師会が巡回用のバスを借り，こちらの避難所に週に1度来てくれるということになり，私はその広報や誘導にあたった．派遣された歯科医師と歯科技工士・歯科衛生士は三位一体で診療にあたり，歯科技工士は即時重合レジンを筆積みで2時間弱かけて総義歯を作り上げた．見事なものだった．

その頃から自分の中で葛藤があった．自分の患者さんたちもいたのに何もできず見守るだけで，診療や義歯修理さえもできないのであった．それは材料や機械がないというだけではなく，精神的に日ごとにダメージが大きくなり，自分という人間に自信がもてなくなったのだ．失った物の大きさや将来に対する不安などが私を一時的にそうさせたのだと思う．皆が頑張っているのに「俺は何をしているんだ」という自分の責任感がより自分を追い込んでいた．数週間，そんな時が続き，ただただ毎日を過ごしていた時期だった．

ある日，自分の患者さん数名に出会い，「先生無事でよかった」「いつから仕事始めるの？」「生きていてくれてありがとう」「また診てくださいね」などと声をかけられることが続いた．その方たちも家や家族を失って避難所にいる方々だった．

私の仕事は相手の立場になり，患者の痛みを取り，笑顔を取り戻すことなのに，今の自分には笑顔さえ持てない．逆に患者さんから心の痛みを取っていただいたような瞬間だった．

辛くても自分のためではなく患者さんのために頑張りたい…と，仮設診療所を経て現在は本設診療所で患者さんの笑顔と向き合っています．しかし，その患者さんたちは家も建てられず，まだ遠くの不便な仮設住宅から通う日々が続いている震災6年後の被災地です．

（吉田 裕/たかた歯科医院・歯科医師）

東日本大震災―病院における被災から救出，そして地域歯科医療活動へ―

「津波警報時は3階以上に避難，3～4階の入院患者はベッド上安静」

それが，海から200mの平地に位置した5階建ての公立志津川病院の防災マニュアルでした．東日本大震災は，午後2時46分の巨大地震から始まりました．そして午後3時28分，津波は，その姿を現しました．青い海から涅色の悪魔と豹変し，車や家を木の葉のように流しながら，瞬く間に病院の4階まで呑み込んだのでした．たった5分で，町の中心部を水没させたかと思うと，引き波になりすべてのものを沖に連れ去っていきました．その結果，入院患者と職員の67人が犠牲になり，生存者は5階に避難した232人となりました．5階会議室で，救出した患者を中央に寝かせ，カーテンなどありったけの布を体にかけて，職員がその周りを囲みました．医療器材や食料はなく，ライフラインも断絶していました．数本あったペットボトル飲料を高齢者や子どもに分け与え，3時間ごとに深部静脈血栓症予防の運動を行いました．冷蔵庫のような部屋で，寒がる患者の体を看護師がさすっていましたが，7人が低体温症などで死亡しました．繰り返す余震の恐怖に包まれながら，眠れぬ暗黒の夜を過ごしました．

翌日陽が昇ると，外部からの救助を信じて患者搬送のためのトリアージを行いました．その際，名前，年齢，疾患名，栄養摂取経路などの情報を紙に書いて，患者の胸に貼りました．5階から町を見渡すと，津波に耐えて残っていたのは，わずかな鉄骨とコンクリートだけで，そのほかはすべて壊滅していました．音も色も失い，まるで時空がすり替えられたかのような現実に茫然自失となりました．午前11時54分，廃墟となった町の静寂を切り裂きながら，自衛隊の救助ヘリコプターが病院屋上に到着しました（図）．40kmほど離れた災害拠点病院への患者搬送が始まりましたが，その日のうちにすべての患者を救出できず，50数名はもう一晩病院にとどまることになりました．救急隊が運んできた食料は確保できたものの，人数の減った会議室は前日より寒さが増しました．ウトウトしては寒さで目が覚め，朦朧としながら3日目の朝を迎えました．救出が再開され，最後の患者とともにヘリコプターで病院を脱出したのは，午前7時頃でした．こうして，病院職員としての「責務」と，生きたいという「本能」に突き動かされた3日間が終わりました．

町はすべての医療施設を失いましたが医療の灯火は絶えることなく，最大の避難所には救護所と医療統括本部ができました．一方，何もできず燻っていた歯科医療に火がついたのは震災後10日目で，宮城県内陸部の先生から訪問診療車が提供され，歯科治療が可能となりました．続いて，宮城県歯科医師会の診療バスも到着し，定点診療と避難所巡回診療が始まりました．地元の先生が診療を始めると，町内の歯科医療従事者が集まりだし，1つのチームができあがりました．それは，同じ志をもった仲間による，病院と診療所の垣根を越えた究極の病診連携でした．毎朝，青空ミーティングで役割分担を決め，診療バス前に張ったテントで受付と診療録書きを行いました．寒さに加え，強風，雨そして雪の日もあり，容赦ない自然の厳しさを思い知らされました．昼には避難所の配給食を，皆そろって外で食べるのが恒例でした．過酷な環境での診療と昼食は，何ともいえない連帯感をもたらし，生涯忘れることができない地域歯科医療活動となりました．

（斎藤政二/南三陸病院（旧公立志津川病院）歯科口腔外科部長・歯科医師）

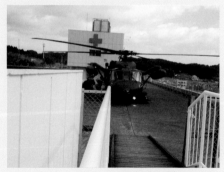

図　病院屋上に到着した自衛隊の救助ヘリコプター
（2011年3月12日 午前11時54分 筆者撮影）

東日本大震災での受援と支援

必ず来るといわれていた宮城県沖地震に対する心構えは，もっていたつもりでしたが，まさか未曽有の大震災が，現実のものになるとは思いもしませんでした．

南三陸町は，昔から地震に対しての語り継ぎがあるほど「地震＝津波」はあたり前で，私自身も常に，ある程度の備えは車にも携行していました．しかし，あの日に限って私は，別の車で出勤しており，何故こんなときに…と悔やみました．

3月11日．いつもの午後の診療．足元から突き上げる今までに体験したことのない異常な揺れに見舞われ，絶対津波が来る！と直感しました．片付けもそこそこに帰路についたものの，見慣れたいつもの町並みは一変（図）．自宅へ辿り着くこともできず，家族の安否も確認できないまま，近くの避難所へ向かい，その日から避難所運営の手伝いが始まりました．自宅は全壊．わが家はチリ地震津波でも被災し，内陸へ移転しているのに，まさかまたダメになるなんて…（自宅の建て直しは，今回で3度目）．医療従事者ということで，しばらくは高齢者の見守りや保健室の手伝い，物資の収集や仕分けなど，できることを動けるメンバーで手分けをして行っていました．その後，家族全員がそろったのは，発災から5日目のことです．

避難所が安定してきたころ，全国から災害歯科医療救護班（以下，救護班）が派遣されることになり，町内全域にある避難所巡回を，最終的には4カ月間同行しました．町自体が壊滅していたので，カーナビゲーションがあったとしても，道路は寸断…思うように動けません．

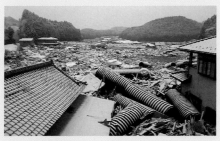

図　震災直後の様子

行政自体も機能を失っており，把握していた避難所はさらに点在していて，まずは正確な数の確認作業が必要でした．同じ避難所にいた地域を熟知している友人に協力してもらい，通行できる道路があるか，支援が行き届いてない所がないかどうかの確認作業を，救護班に分かれて同行してもらい，町内全域をくまなく巡ってもらいました．そこで把握したリストを行政に情報提供するとともに，各避難所を週に1回，1週間交替制の救護班が巡回できるようコーディネートしました．定期的に巡回する目的は，被災者が安心できるようにすること，そして，顔馴染みになることで，次の救護班につなげやすくするためです．はじめは急性症状に対する処置が多かったのですが，時間とともに口腔ケアを希望する声も上がってきました．痛みがないと診てもらえないと思っていた被災者も多く，多くの人に声を掛ける重要性も痛感しました．口に不具合があると，体調を崩しやすいのも見てとれました（生きる＝食べる＝口腔）．避難所では，一人ひとりに合った食事を提供するのは困難で，たとえ無歯顎であっても，食事の硬さは同じです．各避難所において，余裕があればご飯を煮返すこともできましたが，毎回はできませんでした．

救護班の派遣終了後，被災者生活支援センターに約3年勤務することになりました．主な仕事は，孤独死を防ぐために被災者に寄り添うこと，「被災者が被災者を支援する」ということです．歯科に関する業務もありましたが，多くは心のケアでした．自身のセルフケアも学びました．聴く一方で吐き出せないと共倒れになるからです．私自身が被災者なので，受援側ゆえに，支援の仕方次第では自立を阻害してしまう可能性も知りました．だからこそ，常にではなく，ふと振り返ったら傍にいるという関係を築くことはとても重要になるのです．

今後の災害において，地域を熟知する人が鍵となり，さらには，近隣の多職種とも日頃から連携することが，無駄のない支援につながると実感しています．

(阿部　夕/宮城県志津川歯科クリニック・歯科衛生士)

やれることから少しずつ
―気仙沼市で東日本大震災を被災して―

　私は特別養護老人ホームで口腔ケア指導を行っているときに被災しました．地震はかつてないほど巨大で激しい横揺れが3分以上続き，立っていることができませんでした．この施設は海から1kmも離れていない川沿いに立地していたため，津波に備えて，施設の職員と入居者を2階へ避難・誘導するのを手伝い，ほっとしている間もなく，15分後に津波が来るとの情報が入ってきました．十数分後，予測通り船舶や自動車や家屋を飲み込んだ大きな津波が施設を襲いました．浸水は2階まであと数cmのところで免れましたが，雪が降り寒い夜でした．対岸では火災が発生し，ガスボンベの爆発音が聞こえ，川面は重油だらけで，いつこちら側に飛び火してもおかしくない状況でした．

　眠れない怖い夜が明けてから，施設を脱出し救助を求めることにしました．通電していない自動扉をこじ開け，室外機などの間を通り抜けようやく外に出ました．道路はヘドロで滑り，電線や危険物もたくさん落ちていました．消防に施設の人達の救助をお願いして，自宅への帰途につきました．全地域にて電気，ガス，水道などライフラインが全部止まり，携帯電話基地へのダメージで近くにいる人にも連絡が取れない日々が続きました．

　気仙沼市内には9つの介護老人保健施設があり，そのうち2施設が被災しました．津波で生活用品を全部流され失ってしまった人にとって，支援物資はとてもありがたいものでした．歯科の支援物資も次々と届き，物資と誤嚥性肺炎の予防法を記した印刷物を配布しました．しかし，物資には，高齢者にとっては使い勝手の悪い，硬めの歯ブラシが多く，スポンジブラシ，ガーゼ類，水不足の際に重宝する口腔内ウエットティッシュなどが少なかったように感じました．

　当然のことですが，水道が出ない時期の飲料水は大変貴重でした．辛うじてうがいが1日1回できるかどうかの配水量，人手不足などが重なり，介助磨きが困難になったためか，入居者の口腔内は食物残渣も多く衛生が保たれていませんでした．

　私は発災1週間後から，ほかの施設に通い始めました．スポンジブラシや歯ブラシに付着した汚れをガーゼなどで拭い取る方法で口腔内清掃を行いました．これなら水の使用量を抑えられるからです．私の口腔ケアへの働きかけにより，施設の職員に変化が現れました．私のアドバイスを受けながら，積極的に口腔ケアを実践するようになったのです．この施設の職員は，日頃から口腔ケアの質を向上しようと努めていました．けれども職員も被災されてさまざまな苦労が重なり，一時的に細やかなケアが難しくなったのでしょう．でも，私の執念をみてそれまでの取り組みを思い出されたのだと思います．一方で，被災前に私がかかわっていなかった施設では，最初は煙たがられましたが，入居者の口腔内がきれいになり，表情がよくなるといった変化に気がつかれた職員が啓発されたようでした．

　急性期が過ぎ，町や人も少しずつ落ち着くようになってからも，私は医療職と施設の職員への口腔ケア指導や勉強会の開催といった形で被災をされた入居者とかかわってきました．このような地道な取り組みの結果，施設の職員があたり前のように口腔内をチェックできるようになったり，介助磨きのウィークポイントに気がつくようになったり，デンタルフロスなどの補助的清掃用具も活用しながら本当に質の高い口腔ケアが行われるようになりました．また，震災後に入職された新人職員への初期教育も充実したことも大きな変化だといえます．

　災害はとても悲しい出来事には間違いありませんが，東日本大震災を契機に気仙沼の口腔ケアは被災前よりもよいものになったと感じています．このような取り組みが，次の災害が起きたときに実践できるように，被災をされていない地域の歯科衛生士の働きに期待したいです．

（金澤典子/金沢歯科医院・歯科衛生士）

東日本大震災と東京電力福島第一原子力発電所事故に被災したいわき市の現実

2011年3月11日，いわき市は震度6強の地震と14mを超す大津波に襲われ，岩手県，宮城県と同様，甚大な被害に遭いました（図）．翌12日，福島原発1号機の原子炉建屋が，14日に3号機，15日に4号機の建屋が爆発し，膨大な量の放射性物質が大気中に放出され，放射能汚染地域が拡大していきました．

被災直後より停電，断水が発生，道路の多数損壊により交通網も一部不通になり，水道復旧の目途は立たず，スーパー，コンビニエンスストアなどはすべて閉鎖，生活必需品の補給が断たれました．そして，爆発直後より事故のリスクを知る各関係者と新聞，TVなどの報道関係者がすべて姿を消し，いわき市民は市内の被災状況も放射能の汚染状況も知らされず孤立しました．生活物資を運ぶ運送業界は運転手の放射線被曝をおそれて隣県の日立市まで来て車をUターンさせたため，3月末までいわき市民は水，食料，ガソリンの入手に困窮しました．さらに，いわき市民が他県に避難した際，いわき市というとホテルや旅館から宿泊を拒絶されたり，駐車を断られたりするなど，放射能汚染の風評と誤解による被害も拡大していきました．また，災害に便乗した犯罪も多発し，たとえば，汚染地域から避難してきた人が，後日自宅に一時帰宅した際，家の中が荒らされ，現金，貴金属，家電製品などすべてが盗まれていたり，コンビニエンスストアや金融機関のATM装置が破壊され4億7,700万円の被害が出ました．

医療関係では，被災直後断水と放射能汚染をおそれた職員，特に若い人達が早々に避難したため，市内の診療所は診療不可能になり，ほとんどが閉鎖されました．

そのような混乱状態の中，いわき市歯科医師会は避難せず留まってくれた有志会員と歯科衛生士会有志の協力を得て，3月15日から20日間，市の保健福祉センターに救急歯科診療所を開設し，診療，さらには津波で犠牲になられたご遺体の身元確認も行いました．4月に入り，医療支援に来市された他県の医療支援チームに筆者が地元歯科医師として同行し，市内各所に開設された避難所の巡回診療を行いました．避難所では当初緊急治療を必要とする人のほかに被災時に体験した恐怖のフラッシュバックや「急性ストレス障害」と思われる人，単身避難してきた高齢者が孤立し，鬱状態になるなどが認められ，「心理社会的支援」の必要性を痛感しました．

また，避難所では水道が復旧しても蛇口数が少なく，口腔清掃も不十分となるだけではなく，野菜，果物，魚類などの摂取不足や栄養の偏りによる体重の激減や免疫力の低下などで慢性疾患の急性化や口腔粘膜疾患などがみられました．被災直後から1年以上の間，福島県内の多くの幼稚園児，小学校児童は放射線被曝をおそれて屋外での運動を制限されました．そのほか，縁談が壊れる，若い母親が実家に戻り別居や離婚，さらに親子孫三世代の家族の同居が不可能となり家族関係に亀裂が入る例も出ています．

被災して6年半経過した今もなお，原発の廃炉作業は大幅に遅れており，いつ完了するのか予測できず，姿・形の見えない五感では感知不可能な放射能汚染という「負の遺産」を抱えていかなければならない現状です．

今後災害発生時には「ただちに全国規模での組織的な医療支援活動」ができることを期待するとともに，福島県民の子孫に晩期障害が出ないことを願ってやみません．

（中里廸彦／福島県いわき市歯科医師会・歯科医師）

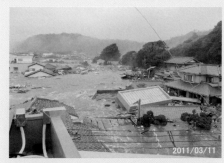

図　防波堤を破壊して侵入した津波
（2011年3月11日　筆者撮影）

熊本地震における現地コーディネーターの視点での報告

南阿蘇村は人口約11,600人で阿蘇山南側に位置します．2016年4月16日未明の本震発生により南阿蘇村と熊本市内を結ぶ阿蘇大橋を含む複数の橋や俵山トンネルが崩落し，本村は孤立状態となりました．発災当初の避難所数は18カ所，避難者数は2,300人でした．

被災地住民としてわが身と家族の生命を守り，自立と自活の目途がついた地元歯科医師の最初の1人目がとるべき行動は，とにかく行政庁舎に出向くことです．今回たまたま最初の1人目となった私は本震発生3日後に避難所の状況や歯科ニーズなどを把握するため，南阿蘇村白水庁舎に出向き，南阿蘇災害対策本部の会議開催を知りました．私と同じように情報収集に来ていた地元歯科医師と2人でこの会議に初日から参加しました．会議の中で総合コーディネーターの松本医師から「発災直後のDMATその次にJMAT，さらに感染対策チームと心のケアチームが介入し，1週間後を目途にリハビリチーム（JRAT）と歯科支援チームも参画してほしい」と要望されました．一連の活動を地元資源だけで行うことは困難と判断し，県外からの支援を熊本県歯科医師会に要請しました．

県外支援チームが来村するまでの1週間，医科の救護活動を観察し，そこから学んだ点を歯科にアレンジして，地元歯科医師の役割は「いち早く通常診療を再開する」，「県外歯科支援チームの活動を効率的，効果的に機能させるサポートをする」こと，支援チームの役割は「避難所や介護施設でのアセスメントや応急処置を行う」，「要治療者をかかりつけ歯科医につなぐ」ことだと考え，それを活動の基本方針としました．歯科支援活動が県外支援チームを中心として展開されるなか，地元歯科医師は支援チームと帯同して活動を手伝い，介護施設へ支援チームが入る際の施設職員との橋渡しをしました．また，孤立状態のなかで地元歯科医師は二次医療機関的な役割も担うことになり，普段行っていない休日診療を高森地区の2歯科診療所とともに持ち回りで実施しました．支援チーム撤収後も継続支援が必要なハイリスク者を特定し地元歯科医師に繋ぐツールとして歯科支援継続評価管理表を試案して運用しました．

支援チーム撤退後，二次避難所の入居者に対しては保健師による個別巡回であがった歯科ニーズを地元歯科コーディネーターに連絡し，地元歯科診療所で対応しました．さらに，認知症サポーター見守り体制推進事業を活用して，仮設住宅訪問や介護施設での口腔ケア研修会を歯科医師会と歯科衛生士会の協働で実施しました．この事業のなかで，発災直後1週間の停電・断水下での口腔ケアサービスを地元資源だけで行うためのマニュアル作成に着手しました．これは将来的には在宅要介護者や障害児者への適用も検討する必要があります．

今回の南阿蘇地区での歯科支援活動は医療支援のシナリオに組み込まれて，日赤やJMAT，JRATやDPAT，保健師や栄養士等との多職種連携を構築しつつ展開されました．これは発災直後にも本村の行政機能が生きており，南阿蘇災害対策本部が正常に機能したこと，そして，その対策会議に初日から地元歯科医師が参画できたことが大きな要因となっています．支援活動は自治体との連携が不可欠であり，その連携体制は非常時に即興で築かれるものではなく，日頃からの地元歯科医師や歯科衛生士による保健医療活動を通じて培われた保健師等との信頼関係が基盤となっています．そういう意味で，被災した地元の方々の代弁者として県外支援チームの高い能力を十分に引き出すためにも，地元の歯科医師がコーディネートの中心になるべきです．

一連の支援活動を通じて村内の介護施設などとの関係が発災前に比べて良好になり，各種歯科研修会実施の機会や場所を提供していただくことが増えました．この状況を生かして，平常時の地域包括ケアにおける多職種連携での口腔ケアや食支援体制の確立へと視野を広げていきたいです．

（田上大輔／南阿蘇村在住・歯科医師）

被災した行政における歯科医療従事者として今後に向けての提案―熊本地震を体験して―

　県職員は，県内に震度6弱以上の地震が発生した場合，ただちに登庁し，応急活動に従事しなければなりません．熊本地震の前震が発生した4月14日午後9時26分，私はただちに保健所に登庁し，翌15日の夕方まで管内の被害状況や人工呼吸器装着の難病患者の安否確認などを行い，待機者数人を残して帰宅しました．

　物が散乱した自宅の後片付けを終えた数時間後の4月16日午前1時25分，再び県内に震度7の地震が発生しました．自宅は家具が倒れ，窓も玄関も開かず，隣人の助けを得て外に出ました．余震が続く中，貴重品と身の回りの物だけを持ち，所属に連絡を入れ，自宅から近い県庁に登庁しました．余震が続く中，鳴り響く電話の対応と被害状況の確認などを行いながら朝を迎え，そのまま県央地域の情報連絡員として派遣されました．被災した自宅をそのままに避難先に戻ったのはその日の夜でした．

　余震は15日間で3,000回近くとなり，最大時の避難者数は約18万人，避難所数も855カ所となりました．勤務地の保健所が管轄する地域には大きな被害がなかったことから，保健所での業務のほか，すべての職員が避難所運営や罹災証明書発行などの被災市町村支援に派遣されることとなりました．また，別途発災直後から保健師は被災地域に派遣され，栄養士や薬剤師等も専門職として順次派遣されていきました．歯科衛生士として私が派遣されたのは，発災1カ月後の5月末の被災市町村の状況調査のみでした．

　熊本県内の行政歯科専門職は，県に4人（歯科医師2，歯科衛生士2），熊本市に10人（歯科医師2，歯科衛生士8），八代市に1人（歯科衛生士）であり，大きな被害を受けた阿蘇地域，上益城地域の市町村およびそれを管轄する保健所には配置がありません．歯科保健医療ニーズの把握は難しく，誤嚥性肺炎予防に対する住民への啓発も遅くなっていました．

　私は夜間や休日を利用して，熊本県歯科衛生士会の一員として被災地域の支援活動を行いました．関係機関と連携・調整をはかりながら，県外派遣歯科チームとともに避難所支援活動にも従事しましたが，そこでは，「発災直後から義歯を紛失したため食事がとれない」，「被災後2週間も歯を磨いていない」，「むせがあり誤嚥性肺炎のリスクが高い」などの歯科保健医療ニーズを抱える多くの避難者を目にしました．

　しかしながら，混乱する現場では支援介入が難しい地域もあり，関係者と歯科保健支援活動の必要性を共有化するまでに至らない状況もありました．また，会では被災状況が把握できず，支援ができなかった地域もありました．県外歯科支援チームやボランティアなども多く，被災者の負担にならないような活動調整が必要でしたが，支援団体としての活動では限界がありました．「ここに行政歯科専門職としてのかかわりができれば…」と幾度となく思いました．

　避難所での支援活動が終了した2016年末に，県と熊本市の行政歯科専門職の有志で意見交換を行いました．そのなかで，歯科保健医療ニーズは潜在化しやすく，避難生活のなかで口腔環境が悪化する者が増加していたため，早期から歯科医療救護・保健活動体制を構築し，支援活動を行うこと，そのためには，行政歯科専門職が発災直後に現場に入り，状況把握をすること，歯科専門職が配置されていない市町村においては，県や他の自治体職員，県・地域歯科医師会から歯科専門職を派遣し，現状把握や調整を行うこと，他都道府県歯科支援チームやボランティアを調整する受援体制が必要であることなどが課題としてあがりました．

　これらの課題を改善していくためには，地域防災計画や活動マニュアルに歯科保健医療対策を明記し，歯科専門職が活動できる体制整備を行うこと，歯科保健医療関係者の災害時対応力向上のための研修やマニュアルの整備を行うこと，平常時から関係機関・多職種連携および住民への災害時の歯科保健についての啓発を行うことが必要だと思います．

　そして，被災した県の行政歯科専門職としてできたこと，できなかったことを伝え，災害時に何をすべきか，そのために平常時に何をすべきか検討を進めていくことが，支援を受けた私達の役割だと思っています．

（楠田美佳／熊本県有明保健所・歯科衛生士）

熊本地震における災害歯科保健活動で感じたこと

「ただいま阿蘇大橋が崩落したとの情報が入っています」

2016年4月16日未明，南阿蘇村は大きな揺れに襲われました．1時間後，私と夫は指定避難所である南阿蘇村の福祉センターの駐車場で車の中にいました．時折車のすぐ後ろの街灯がたわむほどの大きな揺れが何度も何度も襲ってきます．全く眠れません．福祉センターには，日頃ここを通所で利用している高齢者がすでに避難してきていました．のちに「前震」とよばれる二日前の地震があったので，用心して前日から寝泊りしていたのです．

村全部が停電のため，車のラジオしか情報がありませんでした．しかし，冒頭のような信じられないニュースが次々と飛び込んできます．私が毎日通っていたあの大きな橋が…まさか落ちてなくなるとは．夜が明けて間もなくインターネット接続も切れてしまいました．そして南郷谷とよばれる阿蘇カルデラの南側全域が，橋だけではなく道路やトンネルの崩落によって寸断されてしまいました．空にはたくさんの報道・自衛隊のヘリコプター，オスプレイ．そうか，この谷は完全に孤立したのだ．

この閉ざされた南阿蘇地域で私が一番に危惧したのは，震災後急増するといわれる誤嚥性肺炎でした．東日本大震災の災害関連死の多くが肺炎であったことが頭をかすめ，歯科医師としてできることは何かを考えました．

消防団から，孤立したと思われたこの谷には，一本だけ山を越えていける道があると聞き，その日のうちに山を下りて30km以上離れた職場へ避難しました．私が勤務している精神科病院では，患者には大きな混乱はみられなかったようですが，のちの職員対象のストレスチェックでは不眠や疲れなどのストレス反応が大きかった人が多くいました．また，精神科の通院患者は服用薬が切れると症状が増悪するため，地震後の外来診療は決して休まないとの院長命令により，歯科診療も18日から通常診療を行いました．さすがに歯科を受診する人は一時的に減りましたが，いつも通り歯科が開いていることに安心する人もいました．病院は井戸水を利用しているので（熊本では珍しくない）水はすぐ出ましたが，濁りがあり1週間は非注水の治療しかできませんでした．315床の精神科病棟は，被害が甚大だった隣接自治体の精神科病院や施設より倒壊のおそれがあるとのことで，一時満床を超える転院受け入れを行いました．しかし当院もエレベータが1週間近く使用できず，5階建ての6つの病棟に職員総動員で階段をリレーして配食し，また避難してきた外来患者を受け入れ，外来ロビーで寝泊りしてもらいました．

私は南阿蘇村の被災者の健康状態が心配で，SNSで歯科の支援物資を呼びかけ，当院に集中して送っていただくようお願いしました．また，南阿蘇村への歯科医療支援へ加わらせてもらい，届いた支援物資をもって避難所や介護施設を巡回しました．

南阿蘇村立野地区の住民は橋の崩落で村と分断され，土砂災害の危険性がきわめて高く，多くが長期避難世帯に指定されました．この地区の100人以上が大津町本田技研体育館に隣町避難しましたが，管理自治体が異なることからさまざまな災害支援の手が届きにくく，私は地区歯科医師会にお願いして毎週の歯科巡回を担うことになりました．この活動は7月まで続きました．自分の家へ帰れない，畑や牛に水をあげられないという生活や仕事への不安，行っていた歯科医院が地震で閉院してしまい，装着するはずだった入れ歯をまだ入れていないなどの不安も耳にしました．口の中の不調を通して，背景の苦しみに寄り添い続けられたらという想いで耳を傾けました．私自身も山越え通勤を余儀なくされ肩を痛めましたが，避難所にいる方がマッサージしてくれたりして，支えてもらい，支援者と思い込んでいた自分もまた被災者なのだということに気づきました．

「地域住民の健康をまもる」ということは，「常日頃から備えてこそ災害時にも発揮できる」ということを熊本地震から痛切に学んだのです．

(山口彩子/社会医療法人芳和会菊陽病院・歯科医師)

非被災地から被災地を陰からサポートする支援

◆東日本大震災からの学び

2011年の東日本大震災，何をしてよいのか全くわからず，まず義援金と乾電池を送ることから始めました．乾電池の情報は，登録している歯科の研究会メーリングリストから届き，指示に従って日持ちする食品と一緒に送りました．必要な物資を手配する中継地点の手伝いをしてきたご縁で，2014年，気仙沼を訪れることができ，慢性期病院で口腔ケア支援を行いました．発災から3年が経過し，元に戻りつつある部分と，まだ時間がかかる復興を感じながら，口腔ケアについて病院の職員にアドバイスしました．また，気仙沼・南三陸「食べる」取り組みの勉強会に参加し，厳しい状況の中でのそれぞれの施設の取り組みを学びました．このときの経験が，のちの熊本地震における支援につながったといえます．

◆熊本地震における活動

2016年，「まさか熊本で」と予期せぬ地方での発災に，どこで災害が起こるかわからないと改めて思い知りました．東日本大震災の頃とは，ネットワーク状況が大きく変わり，支援物資のやりとりをFAXで行うことはなくなり，代わりにTwitterやFacebookなどソーシャルネットワーク（以下，SNS）で多くの情報が流されました．この方法であれば，どこにいても足りない物資やボランティアの情報が得られ，物や人が大きく動きました．便利な半面，「何を，いくつ，どこに，いつまでに」などのルールを守らないと，すでに締め切った情報に踊らされることになります．SNSは大変有用ですが，使い方を間違えると二次的な混乱を招くことになります．利点も欠点も含めて，使い方を理解し，後方支援のツールとして活用することが大切でしょう．

阪神淡路大震災，東日本大震災のときはすぐに支援に行けませんでしたが，今なら行けるという思いが募りました．しかし，被災地入りするには何らかのチームの1員として登録する必要があります．たとえば日本歯科衛生士会では，災害支援歯科衛生士を登録する制度をもち，関係機関と調整しながら会員を派遣しています．数名の医師・歯科医師に相談しましたが，今は個人的に動く時期ではないと判断し，後方支援に徹すると決めSNSを活用して情報収集に努めました．被災地から遠く離れた場所にいるからこそ，冷静に各地の状況をみながら物資の流れを調整する助言ができました．また，見逃されそうな小さなSOS情報を受け止め，南阿蘇に物資を届けたことは，のちにテレビで全国に紹介されました．何よりも，被災地で必死に頑張る医療・福祉職の方の励みになったと聞いて，後方支援も大きな意味をもつと感じました．

このような経過があり発災から3カ月後，益城町の特別養護老人ホームに口腔ケアの支援に入りました．行ったことは，どの場においても口腔ケアの基本を伝え，今できる最良のケアを考えることでした．被災地においては，おかれている状況が変化するため，臨機応変な対応が必要だからです．南阿蘇の介護老人保健施設では，関西弁の口腔体操を披露し，利用者と穏やかな時間を過ごしました（図）．口腔ケアは当然ですが，それよりも自ら被災しながら笑顔で支援を続ける方々に，そっと寄り添う時間を大切にしました．被災した場所を訪れ，その土地の食や自然を楽しむことも十分な支援といえるでしょう．

（石黒幸枝/米原市地域包括医療福祉センターふくしあ・歯科衛生士）

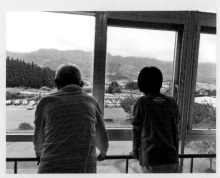

図　南阿蘇の介護老人保健施設にて利用者と歓談

窓の外に見える阿蘇の雄大な風景は人々の身も心もやさしく包んでくれる．

使命―九州北部豪雨―

どこでも起きうることが，起きた．
「九州北部豪雨，11人安否不明，一時45万人に避難指示」
九州では初となる大雨特別警報が福岡県内の16市町村に発令された翌日の2017（平成29）年7月6日，朝．スマートフォンでチェックしたニュースの見出しを見て，思わず手が震えた．やがて「安否不明者」が「死者」「行方不明者」に変わると，朝倉市から通院中の患者の顔が思い浮かぶ．そして，過去に支援活動を行った東日本大震災とも熊本地震とも全く違う感情が沸き上がる．
「紙一重」
日本で，雨が降らない地域はない．この災害は，どこにでも，明日にでも起こりうることが，今，起きただけなのだ．

"すべては被災者のために"
時間が経つにつれて被害状況が明らかになる．朝倉市と東峰村の避難者数は計1,000人，避難所は計15カ所弱．さらに，両地区には介護施設・障害児者施設が20件弱もあった．一方，地域の歯科医院は朝倉市内では37件中7件が被災し，また東峰村では村内2件ともに診療不能に陥り，また道路が寸断された一部の地区や介護施設が孤立していた．すでに，過去の災害で肺炎発症がピークを迎えた「発災2週間後」までのカウントダウンは始まっている．
県の歯科医師会の先遣隊に志願して9日に現地入りした後，翌週末の学会もキャンセルして災害対策本部緊急会議に出席した．協議の末，被災地の歯科医師会の指揮下で，県の歯科医師会，歯科衛生士会，県内三大学による口腔機能支援チームが結成され，私はそのコーディネーターとして翌14日から再び現地入りした．すでに朝倉市では地元の先生方が避難所へ支援物資を届けていたが，それ以後の巡回支援活動については私たち支援チームにバトンが託された．必ず，この命のバトンは，地元の先生方にお返ししなければならない．
すべては被災者のために．
一期一会の真剣勝負が，今，始まった．

"歯科は，必要とされていた"
タイムリミットとなる発災2週間後の前にJMATの支援撤退が決まったとき，ある保健師さんが私に言った．
「お願いです．歯科さんはまだ撤退しないでください．住民のために，まだこれから口腔ケアが必要です」
そういえば1年前の熊本地震後の南阿蘇村でも，撤退するJMATの医師から「これからは歯科さんの出番です．あとはよろしくお願いします」と固い握手を求められた．災害現場では「慢性期は歯科」なのだ．
私たちは「直接死」を防ぐことはできないが「関連死」を防ぐことができる．その武器となる口腔ケアが，今，必要とされていた．同じ日から，地元の先生方が避難所の巡回活動に参加された．被災者のために必要なのは，支援チームではない．患者を思う，かかりつけ歯科医達の熱き思いだ．
これで，支援チームから地元へ，バトンをお返しするときが近づいてきたと感じた．

"どんなときも，地域を守る"
支援から完全に撤退する8月6日．全く安堵の思いはなく，見逃した被災者がいないかと不安ばかりがよぎる．でも，この，人が人を思う気持ちこそが，医療の原点だとも思う．
災害現場では，心を揺さぶられる場面がある．その一つが，チームに同行した地元の歯科医師と被災者である患者との避難所での再会だ．日常を取り戻した二人の弾ける笑顔と熱い抱擁をみるたびに，私は支援者としてその場にいることを誇りに感じずにはいられない．私たちには，乳幼児から高齢者まで，すべての人に，できることがたくさんある．現場経験などなくても，人としてなら，できることがたくさんある．声をかけ，微笑みかけるだけでもいい．ただ，そばにいるだけでもいい．それらもまた，医療なのだ．
地域の中で，できることを続ける．あたり前のことを，あたり前のように続ける．何があっても，医療を提供し続ける．どんな状況にあっても，住民の健康を守り続ける．それが，地域の医療者たる私たちの使命であり，義務であり，責任である．

（太田秀人／福岡県太宰府市・筑紫歯科医師会・歯科医師）

被災中学生から歯科衛生士へ，震災から10年

　2011年3月11日．その時，私は中学3年生．卒業式前日，突然，巨大地震が発生したのです．揺れが収まると多数の住民が高台にある中学校に避難してきました．誰かが「津波だぁ〜」と叫んでいました．教室の窓から外を見て言葉を失いました．町がない…キラキラ輝く青い海，緑豊かな町並み，友人と歩いた通学路，それらすべてが瞬く間になくなり，灰色の世界が広がっていました．2日後，迎えに来た父から家族は無事だったけれど自宅が流されたことを聞きました（図）．瓦礫の中を歩きながら変わり果てたご遺体も目にしましたが，絶望の淵で見続けていたのは，前を歩く父の後ろ姿だけでした．そして，私は母の実家で生活することになりました．

　ある日，避難所へ行くと歯科支援チームが活動していました．その時，被災者に寄り添い，義歯の取り扱い方や口腔ケアなどを説明していた女性が歯科衛生士だと知りました．誰に対しても笑顔で優しく接し，熱心に活動するその人は，ひときわ輝いて見えました．震災で食事や会話，そして歯を出して笑うことの重要さを痛感し，私も歯科衛生士になりたいと思ったのです．それからの進路に迷いはなく，立ちふさがる壁やさまざまな困難も避難所での歯科衛生士さんの輝く姿を思い出しながら，乗り越えることができました．

　そして震災から6年が経過し，歯科衛生士になるという夢は実現しました．タイミングよく地元の南三陸病院で職員募集があり，就職することもできました．震災を乗り越えた多数の職員とともに働けることは，何よりも嬉しかったです．

　2021年12月，震災から10年9カ月が経過しました．町の復興は着実に進んできましたが，人口減少と高齢化はとどまることがありません．震災前17,666人だった人口は12,247人へと減少し，高齢化率も38％を超えました．再建した医療機関は病院1，医科診療所2，歯科診療所1の4施設で，震災前の12施設（病院1，医科診療所6，歯科診療所5）から大きく減少し，南三陸病院歯科口腔外科は，矯正歯科，摂食嚥下および訪問歯科診療，さらには町の歯科保健，介護予防事業にいたるまで，さまざまな分野で必要とされる活動を行っています．未だ学ぶことばかりですが，日々の仕事で多くの町民と関わることで，町の復興を後押ししていると実感できるようになりました．

　新型コロナウイルス感染症により，医療者側と患者さん側の双方が安心できる環境を整えることも歯科衛生士としての大切な業務と考えるようになりました．結婚し家庭をもったことで，歯科衛生士としての志も変化しました．さまざまな年齢の方々と関わり，その方の生活様式や家族構成なども配慮した医療の提供が必要なことも学び，一人ひとりの人生を考えることのできる歯科衛生士になりたいと思うようになりました．

　この10年，町の風景は大きく変化してきました．しかし，ひとつだけ変わってないものがあります．それは夜空です．南三陸町の夜空はとても綺麗で，震災前から何も変わっていません．特に好きなのは，寒い冬，乾燥して澄みきった夜にみることができる満天の星です．落ち込んだ時，そんな夜空をひとりで眺めていると，楽しかった記憶やつらい記憶などを思い出します．そのうち，自分の悩みは小さく感じるようになり，新たな目標さえ見つけることもできます．南三陸町は，震災で膨大な被害を受けましたが，海も山も，そして夜空も自慢できる，私のふるさとです．そんな町の魅力，そして震災にもめげずにたくましく生きる町民の強さと温かさを，これからの世代に伝えていきたいと思います．

(山田〈旧姓：佐藤〉優衣/南三陸病院歯科口腔外科・歯科衛生士)

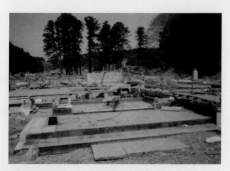

図　海から約1.5km離れた自宅跡
家は津波に流され基礎と土台のみとなってしまった．
（2011年4月　筆者撮影）

索引

あ行

- アクションカード ... 52, 54
- 亜急性期 ... 30
- 医療救護チーム ... 40
- 医療救護計画 ... 12
- 医療法 ... 10
- 移動歯科診療車 ... 62
- 遺体安置所 ... 95
- エコノミークラス症候群 ... 29
- 栄養サポートチーム ... 80
- 栄養士 ... 112
- 嚥下チーム ... 113
- 応急仮設住宅 ... 88
- オーラルフレイル ... 80

か行

- 火山噴火災害 ... 24
- 仮設歯科診療所 ... 64
- 気象災害 ... 24
- 義歯 ... 106
- 義歯清掃用具 ... 65
- 技工用エンジン ... 65
- 急性期 ... 30
- 救護班 ... 2
- 虚弱 ... 84
- 業務継続計画 ... 26
- 緊急地震速報 ... 23
- クラスターアプローチ ... 28
- クロノロジー（クロノロ）... 3
- 経時的活動記録 ... 3, 4
- 健口体操 ... 72
- 誤嚥性肺炎 ... 70
- 口腔衛生管理 ... 73
- 口腔乾燥症 ... 85
- 口腔機能管理 ... 73
- 公衆衛生 ... 5
- 広域災害救急医療情報システム ... 26
- 高齢者に対する災害時の歯科保健活動 ... 76
- 国際NGO ... 28

さ行

- サイコロジカル・ファーストエイド ... 17
- サルコペニア ... 80
- 災害 ... 1
  - ――の種類 ... 21
- 災害サイクル ... 30
- 災害フェーズ ... 32
- 災害医療コーディネーター ... 2
- 災害関連死 ... 29, 68
- 災害関連疾病 ... 29, 67
- 災害救助法 ... 5
- 災害拠点病院 ... 35
- 災害公営住宅 ... 89
- 災害歯科コーディネーター ... 57
- 災害歯科保健医療連絡協議会 ... 60
- 災害時
  - ――のリハビリテーション ... 114
  - ――の医療活動 ... 1
  - ――の栄養管理 ... 12
  - ――の口腔ケア ... 71
  - ――の歯科衛生士の役割 ... 108
  - ――の歯科技工士の役割 ... 105
  - ――の多職種連携 ... 56
- 災害時健康危機管理支援チーム ... 8
- 災害時小児周産期リエゾン ... 10
- 災害時要配慮者 ... 59, 73, 76
- 災害対策基本法 ... 2
- 災害対策本部 ... 46
- 災害派遣医療チーム ... 2
- 災害派遣精神医療チーム ... 10
- 災害派遣福祉チーム ... 41
- 災害薬事コーディネーター ... 57
- 市町村保健センター ... 5
- 死後記録 ... 98
- 自然災害 ... 21
- 施設・避難所等歯科口腔保健ラピッドアセスメント票（集団・迅速）... 48, 50, 63
- 歯科所見採取 ... 94
- 歯科大学 ... 102
- 歯科用ポータブルユニット ... 65
- 歯学部 ... 102
- 歯磨剤 ... 65
- 地震災害 ... 22
- 集団に対する啓発活動 ... 72
- 充電式ハンドヘルドエックス線発生装置 ... 98, 99
- 巡回歯科診療 ... 62
- 障害児者に対する災害時の歯科保健活動 ... 78
- 心的外傷後ストレス障害 ... 17, 42
- 心理的応急処置 ... 17
- 深部静脈血栓症 ... 29
- 震災関連死 ... 87
- 震度 ... 23
- 人為災害 ... 21

INDEX

ストレッサー	16
摂食嚥下リハビリテーション	112
全日本病院医療支援班	41
即日義歯	65

た行

唾液検査	89
地域保健法	5
地域防災計画	11
超急性期	30
低栄養	80
トラウマ	17
トリアージ	38
特殊栄養食品ステーション	15
特殊災害	21

な行

日本医師会災害医療チーム	41
日本栄養士会災害支援チーム	15
日本災害リハビリテーション支援協会	41, 115
日本赤十字社	41
日本版災害時診療概況報告システム	56
乳幼児・小児に対する災害時の歯科保健活動	80

は行

歯ブラシ	65
被災者生活再建支援金	91
被災者生活再建支援法	10, 91
避難行動要支援者	74
フレイル	84
福祉避難所	75
防ぎえた災害死	33
保健師	113
保健所の役割	5
訪問口腔ケア指導	109
訪問歯科診療用ポータブルユニット	65

防災基本計画	2

ま行

マグニチュード	23
慢性期	31
——におけるストレス	83
メンタルヘルスケア	16, 89

や行

要介護者・要援護者の口腔アセスメント票	110

ら行

ラピッドアセスメント	48
レジリエンス	19

欧文

AC	50
BCP	26
CSCATTT	33
DHEAT	8, 41
Disaster	1
Disaster Medical Assistance Team	2
DMAT	2, 41
DNA 鑑定	100
DPAT	10, 41
DVT	29
EMIS	2
INTERPOL	100
JDA-DAT	15, 41
JMAT	41, 115
JRAT	41, 115
J-SPEED	56
NST	80
PFA	17
PTSD	17, 42, 101
RA	48
ST	114, 115, 116

【編者略歴】

槻木 恵一
つきのき けいいち

- 1993年　神奈川歯科大学卒業
- 1997年　神奈川歯科大学大学院修了（歯学博士）
- 2007年　神奈川歯科大学（現神奈川歯科大学大学院口腔科学講座環境病理学分野）教授
- 2013年　神奈川歯科大学大学院歯学研究科長
- 2014年　神奈川歯科大学副学長

中久木康一
なかくき こういち

- 1998年　東京医科歯科大学歯学部卒業
- 2001年　スリランカ・ペラデニア大学歯学部口腔病理学留学
- 2002年　東京医科歯科大学歯学部大学院歯学研究科修了
- 2003年　東京医科歯科大学歯学部附属病院医員
- 2004年　静岡市立静岡病院口腔外科専攻研修医
- 2004年　北里大学病院形成外科非常勤医師
- 2006年　東京医科歯科大学歯学部附属病院医員
- 2009年　東京医科歯科大学大学院医歯学総合研究科顎顔面外科学分野助教
- 2021年　東京医科歯科大学大学院医歯学総合研究科救急災害医学分野客員教授
- 2024年　東北大学大学院歯学研究科災害・環境歯学研究センター特任講師
東京科学大学大学院医歯学総合研究科救急災害医学分野/歯科公衆衛生学分野 非常勤講師

本書の内容に訂正等があった場合には，弊社ホームページに掲載いたします．下記 URL，または QR コードをご利用ください．

https://www.ishiyaku.co.jp/corrigenda/details.aspx?bookcode=422430

災害歯科医学 ISBN 978-4-263-42243-4

2018年2月10日　第1版第1刷発行
2022年1月20日　第1版第3刷発行増補
2025年2月20日　第1版第4刷発行

編　者　槻　木　恵　一
　　　　中久木　康　一

発行者　白　石　泰　夫

発行所　医歯薬出版株式会社

〒113-8612　東京都文京区本駒込1-7-10
TEL.（03）5395－7638（編集）・7630（販売）
FAX.（03）5395－7639（編集）・7633（販売）
https://www.ishiyaku.co.jp/
郵便振替番号 00190-5-13816

乱丁，落丁の際はお取り替えいたします　　印刷・永和印刷／製本・榎本製本

© Ishiyaku Publishers, Inc., 2018. Printed in Japan

本書の複製権・翻訳権・翻案権・上映権・譲渡権・貸与権・公衆送信権（送信可能化権を含む）・口述権は，医歯薬出版（株）が保有します．
本書を無断で複製する行為（コピー，スキャン，デジタルデータ化など）は，「私的使用のための複製」などの著作権法上の限られた例外を除き禁じられています．また私的使用に該当する場合であっても，請負業者等の第三者に依頼し上記の行為を行うことは違法となります．

JCOPY ＜出版者著作権管理機構　委託出版物＞

本書をコピーやスキャン等により複製される場合は，そのつど事前に出版者著作権管理機構（電話03-5244-5088, FAX 03-5244-5089, e-mail:info@jcopy.or.jp）の許諾を得てください．